首都国医名师"大师1+1"丛书·第一辑

# 许建中呼吸病诊治精要

许建中　苗　青　张文江　主编

扫码看名师亲授视频

U0240761

北京科学技术出版社

**图书在版编目(CIP)数据**

许建中呼吸病诊治精要／许建中，苗青，张文江主编． — 北京：北京科学技术出版社，2021.2
(首都国医名师"大师1+1"丛书．第一辑)
ISBN 978 - 7 - 5714 - 1399 - 6

Ⅰ．①许… Ⅱ．①许… ②苗… ③张… Ⅲ．①呼吸系统疾病 - 中医临床 - 经验 - 中国 - 现代 Ⅳ．①R259.6

中国版本图书馆 CIP 数据核字(2021)第 026121 号

策划编辑:侍 伟 吴 丹
责任编辑:吴 丹
责任校对:贾 荣
装帧设计:昇一设计
责任印制:李 茗
出 版 人:曾庆宇
出版发行:北京科学技术出版社
社　　　址:北京西直门南大街 16 号
邮政编码:100035
电　　　话:0086 - 10 - 66135495(总编室) 0086 - 10 - 66113227(发行部)
网　　　址:www. bkydw. cn
印　　　刷:三河市国新印装有限公司
开　　　本:710mm×1000mm 1/16
字　　　数:149 千字
印　　　张:10
版　　　次:2021 年 2 月第 1 版
印　　　次:2021 年 2 月第 1 次印刷
ISBN 978 - 7 - 5714 - 1399 - 6

定　　价:49.00 元

许建中出身于中医世家，是我国中西医结合治疗呼吸病事业的奠基人之一。1978 年他一手创建了中国中医研究院（现中国中医科学院）西苑医院呼吸科，并担任科室主任。西苑医院呼吸科也成为全国最早的中西医结合临床和科研基地。他兼任中国中医科学院研究生部教授，中国中医科学院中西医结合博士、硕士学位评审委员会委员。他组织成立了中国中西医结合学会呼吸病专业委员会，并于 1996—2002 年担任中国中西医结合学会呼吸病专业委员会主任委员。

作为第二批全国老中医药专家学术经验继承工作指导老师、北京中医药薪火传承"3＋3"工程"许建中名医传承工作站"指导老师、国家中医药管理局全国名老中医药专家传承工作室"许建中名老中医药专家传承工作室"指导老师、第二届"首都国医名师"，许老桃李满天下，培养了一批又一批呼吸病领域科研和临床的骨干。

许老在 60 多年的临床和科研工作中，对于呼吸疾病的诊断及中西医结合治疗积累了丰富的经验，至今仍然不辞辛劳，坚守在临床一线。他在临证中不断思索与创新，具有鲜明的辨证思路和用药特点，擅长诊治多种呼吸系统疾病，特别是疑难重证；他用药沉着，常能效如桴鼓。我们特别有幸能够跟随许老出诊、教学查房，可以深入挖掘他的临证经验、学术思想，并以此为基础编写了本书。

本书总结了许老治疗呼吸系统疾病的独到经验，力求全面、客观地反映他的临证特色。本书不仅适用于广大中医药从业人士，而且对医学生也有所裨益。限于编写者水平，不当之处在所难免，希望各位读者不吝指正。

编　者

2020 年 10 月

# 目录

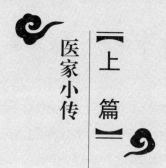

【上 篇】

医家小传

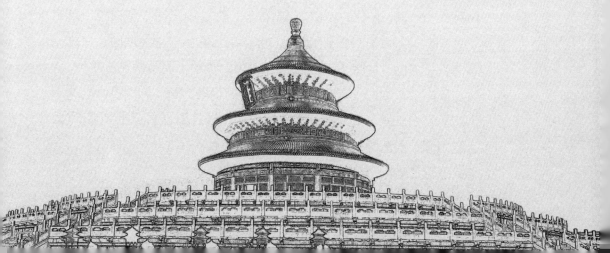

# 家学渊源， 衷中参西

许建中，1930 年 8 月 1 日出生于北平（今北京），祖籍福建省莆田市。他成长于中医世家，深受中医文化熏陶，在曾祖父、祖父、父亲三代人的影响下，从小对中医有着浓厚的兴趣。其曾祖父许济川在光绪年间曾任太医院太医，精通中医经典，熟谙历代名家学说，临床上推崇温病学派，尤擅幼科，其医术享誉家乡，其著作《温病痘疹辨证》对幼科痘疹诊治叙述颇详。祖父许文辉受家庭影响，自小熟读医书，对历代医籍颇有钻研，常随曾祖父许济川侍诊抄方，后独自为乡里父老诊病，深受民众爱戴。父亲许志达自幼体弱多病，童年时曾患重病，危急时幸经一中医道人医治而免于夭折；中年患慢性胃病，长期服用汤药缓解病痛；晚年体质虽弱，但经过中医调养，不仅有较好的生活质量，更享有95 岁的高寿。作为中医世家的后辈，许建中深感中医的博大精深，并以父祖辈的救死扶伤为傲；通过父亲多病而高寿的实例，许建中也深信中医疗效确切，能带给人们很大帮助。就这样，在父祖辈的言传身教中、家庭的耳濡目染下，许建中从小在心里埋下了中医的种子，与中医结下了不解之缘。

读中学期间，许建中在繁忙的课程之余，便以学习中医为乐。在家中长辈的指导下，他反复背诵《汤头歌诀》《药性赋》《伤寒论》等中医著作，打下了扎实的中医理论基础。同时，他广阅古代文献典籍，并在长辈的教诲下，对中医各家学说的学术思想、脉络传承有了一定的认识。1949 年 10 月，由于北平国医学院停办，许建中无法报考该校，但他仍立志从医，遂考入山西医学院医疗系学习。在大学学习期间，许建中刻苦努力，不仅系统学习了西医基础理论，熟悉了人体解剖、生理、病理方面的知识，掌握了西医学的诊疗方法，而且对科学的实验研究及实验方法有了初步的了解。在规定课程之外，许建中也不忘学习中医，时常进行中医、西医的比较：当遇到二者理论上矛盾之处时，他经常冥思苦想；遇见二者相通之处时，又不禁豁然开朗。

1954 年，许建中从山西医学院本科毕业，以优异的成绩留在山西医院工作，成为一名内科医生。他扎根于临床，认真负责，勤奋钻研医学，工作成绩突出，积累了宝贵的临床经验。在临床工作中，特别是治疗慢性病时，许建中时常感到单纯使用西药疗效欠佳，这时他就用原来跟随父祖辈学习的中医方法为患者治疗，往往取得不错的效果。他至今仍记得当时治疗的 2 例帕金森病患者、2 例顽固性失眠患者，其经西医治疗皆效果欠佳且不良反应明显，许建中通过中医辨证施治，前者采用滋阴养血、活血息风之法，后者治以补心血、益心气、镇静安神，均收捷效。这给了扎根于临床一线的许建中极大的鼓舞，让他坚定了信念，深信中医药学在临床工作中能发挥更大的作用。

1958 年，党中央号召全国开展"西医学习中医"运动，许建中报名响应，获批准后离职系统学习中医 3 年。入学后的许建中，潜心钻研中医，由于有之前系统的西医理论和临床实践经验作基础，许建中对中医、西医的理解都更加深刻，对中西医结合的认识也更加独到。据许建中回忆，当时他对中医的认识分 3 个阶段：第一阶段，他总想将中医理论与西医理论相互套用，希望能够简单地对号入座，但这是行不通的，所以在那时他头脑中的两种理论时常产生强烈的碰撞，对中西医看似矛盾之处有些不知所措；第二阶段，他逐渐认识到，中医、西医是两种不同的医学体系，但它们的主攻目标又是共同的，从生理、解剖、病因病机到诊断治疗，虽然它们看待疾病的角度不同，但两者亦有可应用于临床的结合点；第三阶段，当系统学习完《黄帝内经》《伤寒论》《金匮要略》《温病条辨》四部经典，以及金元四大家、明清温病学派的著述，他认为自己才真正从西医思维转向了中医思维，切实掌握了中医的诊疗模式。在那 3 年时间里，许建中做了大量的读书笔记、卡片，记录了他点滴的心得体会和成长历程。功夫不负有心人，在学习班数十次考核里，许建中全部取得"优等"成绩，毕业时许建中以全班第一名的好成绩荣获当时中华人民共和国卫生部李德全同志亲自签发的"西医学习中医一等奖"奖状，这也更加坚定了他发展、创新中医学的信心。

# 跟随名医，刻苦学习

　　1961 年，许建中调到山西省中医研究所（今山西省中医药研究院）内科工作，先后跟随伤寒学派李翰卿教授、温病学派王雅轩教授和擅长治疗内科杂病的李克让教授等临证抄方，聆听其辨证讲解。这段经历，使许建中在对经典著作的领悟、对经方、时方的运用以及杂病辨证施治方面深受教益。在临床工作中，许建中逐渐体会到中西医学之各有所长。许建中认为：对久病痼疾，善于从整体调理人体的气血阴阳、脏腑的偏盛偏衰，协调机体内环境趋于平衡等，是中医之长；对于急危重症，如急性心力衰竭、呼吸功能衰竭及急性感染，虽经中医辨证论治，但有时仍不能适应病情急剧变化的需要，必须兼用西医治疗，如应用强心苷、利尿药、抗生素、呼吸兴奋剂等，在紧急时刻迅速控制病情，则是西医之长。

　　许建中认为，临床上通过区别病情的轻重缓急、不同阶段、不同情况，可以有侧重地选用中药、西药或中西医结合治疗。具体到某一疾病时，应该先弄清其西医学诊断，以利于掌握疾病的发生、发展、转归及其预后的规律，然后再通过中医四诊和辨证的方法，分析病机，确定病位与性质。治疗上则充分发挥中西医各自的优势，中医中药有较好疗效者就用中医药治疗，西医西药更有效者就用西医药治疗，对许多患者，可采用中西医共施的综合疗法。简而言之，就是"取中西医各自之长，互补其短"。许建中把他的这些想法与中医前辈们交流，颇受重视；应用于临床，疗效显著。之后大量的临床实践证明，这种中西医取长补短的方法不仅可以提高疗效，而且对患者、社会都是极为有益的。中西医结合将是我国未来医学发展的必然趋势。1964 年，因工作努力、成绩突出，许建中被任命为山西省中医研究所内科主任。

　　1965 年，中华人民共和国卫生部选派许建中到中国中医研究院（中国中医科学院前身，下同）西苑医院（以下简称西苑医院）工作。当时的西苑医院名医荟萃。工作期间，许建中曾跟随岳美中、赵锡武、郭士魁、王文鼎、徐季含、钱伯瑄、赵心波、郑守谦、王伯岳等多名老中医出诊，广泛汲取各家学说及临床经验。尤其是跟随岳美中、赵锡武、郭士魁等院内导师学习时，无论是从内科查房、门诊临证到外出会诊，还是从观舌切脉到病例分析，或从辨证处方到疑难病例诊治，大师们皆谆谆教诲，这些经历使许建中受益匪浅，并为他深入研究中医打下了坚实的基础。

许建中回忆，当年岳美中老中医在查房时常引用《伤寒论》中名句，并逐句分析、讲解，告诫医生，学习中医经典要细读、精读，对有"证"有"方"的条文要背诵才能受益。岳老认为，古方组方细致，有的放矢，但古今相比，地理环境已不同，人的体质也有差别，故采用古方必须加减化裁，不可拘泥，对慢性痼疾施方时，不但有攻，还要有守，不可变方过频。岳老常说"中医不传之秘在量上"，强调古方的剂量和药物间的比例，并举中国中医研究院中药研究所曾研究的五苓散的利尿作用为例进行说明，若此方按张仲景方剂原本比例施用，利尿效果最佳，若各药皆用等量投给患者，利尿效果则差很多，可见用药剂量的重要性。赵锡武老中医属经方派，他学识渊博，医德高尚，辨证娴熟，为人爽直。赵老运用《黄帝内经》及《金匮要略》理论，结合个人50余年经验，在治疗胸痹胸痛（冠心病心绞痛、心肌梗死等）方面颇有建树，常应用瓜蒌薤白半夏汤合苓桂术甘汤加减化裁，收效显著。由于中医功底深厚，辨证细致准确，用药得心应手，有的患者在用药次日尿量即增加，心力衰竭的病情得以控制，赵老治病的疗效使人敬服，而其所开处方用药不过十味左右。可见用药不在多，而在于辨证准确、选方精当、配比合宜、直中病灶，如是自有卓越疗效。许建中与郭士魁老中医缘分最深，同居一寝室长达7年之久，也最为亲厚。7年间两人早晚相聚，促膝谈心。许建中不断聆听郭老临证经验、辨证施治的亲身体会，并从他丰富的中草药知识中受到很多教益。郭老青年时代在药店做过多年中草药炮制工作，对草药采集、品种挑选、加工炮制、识别真伪等都有非常宝贵的经验，他强调医药结合，不可顾此失彼。在临床上，郭老教导许建中既要勤求古训、继承古方之奥秘，又要敢于创新、善于添加新意；他赞同中西医结合之路，并身体力行，晚年在心血管病及呼吸病研究中取得了卓越成果；其应用活血化瘀、芳香温通法治疗冠心病在当时是一种创新和发展，并对以后中医采用活血化瘀法治疗心血管病的研究产生深远影响；其据辨证应用益气固表、润肺养阴、健脾利痰、补肾纳气、扶正固本法治疗慢性阻塞性肺疾病也开启了中医辨证治疗呼吸病的大门，为以后许建中研究中医辨证治疗呼吸病奠定了基础。郭老对许建中评价很高，认为许建中是中医界不可多得的人才，既有中医世家的扎实功底，又有西医系统的知识，取中医、西医之长合理应用于临床，使临床治疗效果达到最优化。有一次郭老查房时突发心脏病，心搏骤停，许建中由于曾系统学习过西医急救措施，毫不犹豫地为郭老进行了胸外按压、人工呼吸等抢救措施，之后应用中医辨证施治恢复其心脏功能，挽救了郭老的生命。此事一出，整个研究院为之赞叹，从领导到基层都更加重视西医急救，也让人们更加切实地认识到中西医结合的必要性和可行性。

追忆往昔，许建中觉很多往事仍历历在目，老前辈们的谆谆教诲和鼓励支持至今让他感慨不已。许建中说，没有扎实的中医理论基础，没有中西医老前辈的提携教导，没有系统的西医学知识和必要的实验技能，当年的思路就会比较局限，工作就不可能取得突破性进展。正是由于种种机缘，如在从医之路上有"从中医到西医、再回归中医"的波折，在中西医临床一线摸爬滚打、不断遇到难题，又在工作中结识了许多德艺双馨的医学大家，并从他们身上汲取了许多宝贵经验，许建中才能开阔眼界、拓宽思路，在矛盾和困境中不断成长，逐步形成了自己的辨治思路和特点，并确立了以临床疗效为中心、"临床－科研－教学"协同配合的治学纲领。

## 努力开拓，勤奋耕耘

经过长时间的深入学习和临床实践，许建中发现中医治疗呼吸系统疾病具有独特的优势，而对急危重症，中西医结合治疗才更能达到救死扶伤、巩固疗效的目的。1978年，许建中在院领导的关怀下，以西苑医院内科呼吸病组为基础，创建呼吸科、呼吸病研究室，并担任呼吸科主任及研究室主任，使西苑医院成为全国最早的呼吸病临床研究基地。在许建中的带领下，西苑医院呼吸科一直是全国中医研究防治呼吸病的重要基地。

许建中勤求古训，勇于创新，在岳美中等老中医的指导下，创制了固本丸，方以玉屏风散、六君子汤加补肾药组成，用于治疗顽固性支气管炎经年不愈、痼疾难除者。一系列基础实验及临床实践证明，固本丸确实有明确的平喘和提高机体免疫功能的药理作用和很好的长期临床疗效，此药还获得卫生部乙级科学技术成果奖。许建中并不满足于已有的成绩，本着精益求精的理念，提出了固本丸的改进方——固本丸2号，方用生脉饮、四君子汤加补骨脂等组成，在补肾健脾的基础上加入麦冬、五味子，润肺养阴而纳气平喘，不仅疗效显著，而且减少了某些患者长期服用固本丸"易上火"的问题。经过全科10余年的基础研究和临床验证，以固本丸2号方为基础方的固本咳喘片于1981年转让给浙江台州中药厂开发上市，至今仍为医疗保险基本用药，为广大患者减轻了疾病的痛苦，减轻了慢性支气管炎造成的经济负担。

同时，许建中带领西苑医院呼吸科进行了大量的科研工作，获得了国家以及卫生部、国家中医药管理局、中国中医科学院的高度重视及多次褒奖。如对肺源性心脏病（简称肺心病）的防治研究，奠定了中西医结合治疗肺心病的基本认识和诊治基础；中西医结合诊断及分型治疗慢性支气管炎，让辨病、辨证治疗慢性支气管炎有章可循；对治疗慢性气管炎新药——牡荆、荆条、黄荆挥发油的研究，启发了呼吸科医生对芳香挥发类药物应用的研究和重视；清肺咳喘丸治疗慢性支气管炎的临床与实验研究，为中医治疗急性呼吸病提供了有效思路及药物配伍经验。这些宝贵的科研成果至今仍然指导着临床，在中医的规范化诊治、中医分期治疗呼吸病、特殊剂型的临床应用等方面，起着重要的作用，并具有深远的学术影响。

在20世纪70年代，许建中在全国中医系统内率先成立了中西医结合呼吸病研究室，成立了内科呼吸病组，随后又创建了中医系统最早的呼吸病专科，并率先引进了关于肺功能检查的先进诊疗设备和血气分析仪器等，使之服务于中医临床及科研。这些先进的设备和仪器所提供的可供观察分析的客观指标，使临床诊断更加"有据可依"，中医诊治疗效也更加"有据可查"，提高了中医诊疗呼吸病的水平，为呼吸病学术交流架起了桥梁。对于慢性阻塞性肺疾病、慢性肺心病、支气管哮喘、肺纤维化、支气管扩张、慢性咳嗽等呼吸病，许建中提出"辨病、辨证、分期"的诊治思路，在此基础上，又总结出临床适用的基本诊疗规范、独到的配伍方法、特色用药经验，为中医呼吸病规范化诊治提供了思路。

早在 20 世纪 70 年代，许建中便响应党中央的号召，带领呼吸科的同事们积极投入到"呼吸四病"的防治研究中。1973 年，中西医结合学会委托许建中主持召开了第一次全国慢性支气管炎分型会议，全国呼吸专业同道围绕慢性阻塞性肺疾病提出了多种分型方案和治疗方法，并制定出肺气虚、肺脾虚、肺脾肾虚的基本辨证分型，确立了清肺化痰、宣肺降逆、健脾豁痰、通阳宣痹、补肾纳气、冬病夏治、益气活血、芳香开窍八法，阐发了中医对慢性阻塞性肺疾病的发生、发展规律的认识，突出了中医治疗慢性阻塞性肺疾病的辨病、辨证优势。

许建中针对支气管哮喘急性发作期和（或）重症难治性支气管哮喘，提出中西医结合治疗方案：在中医辨证施治基础上，应用西医解痉、抗炎、平喘方法解除患者呼吸窘迫及缺氧状态。这一方案挽救了许多危重哮喘患者的生命。对于中型或轻型患者，单用中药辨证施治常取得良好的疗效。对于慢性反复发作的哮喘或哮喘发作时，表现为本虚标实、下虚上实者，坚持"标本兼治"的原则。许建中承担了首都医学发展科研基金项目——中西医结合治疗哮喘的研究，其研究成果提高了哮喘的诊治水平，至今仍对临床分期分型治疗哮喘有着重要的指导意义。

许建中在临床中特别重视"治养兼顾"的观点，在疾病治疗的同时注重宣讲养生保健。由于医德高尚、医术精湛，许建中 1980 年被聘为中央保健会诊专家、当代中医药发展研究中心顾问委员会成员，1992年起享受国务院政府特殊津贴。许建中多次受中央保健局委派，为叶剑英元帅、李先念主席、邓华将军等领导人诊疗；1994—2001 年多次被派赴韩国为曾任韩国总理的朴泰俊诊疗，并受邀到菲律宾马尼拉会诊。1993 年许建中先后被美国及英国传记中心载入世界名人录，并被英国剑桥国际传记中心顾问委员会授予荣誉理事称号。许建中精湛高超的医术及认真负责的大医精神提高了中医在世界范围内的影响力，为推动中医学国际化进程做出了贡献。

许建中从事临床、科研、教学工作 60 余年，在此过程中深受中西医老前辈的启发，且长期大量阅读中西医学文献，对疾病诊断及中医辨证施治皆积累了丰富的经验。他在临证中不断探索与创新，逐步形成了自己的辨证思路和诊疗特点，擅长诊治各种呼吸系统疾病，特别是疑难重症，注重"治疗、养生并进"，深受广大群众的信赖和好评。直至今日，许建中已逾 90 岁高龄，仍然坚守在临床一线，救治了数以万计的呼吸系统疑难病、危重病患者。全国各地的患者慕名求诊，无不为许建中的高超医术、高尚医德、谦和医风、温和态度所感动。许建中亦以自身养生经验教导患者注重"养治并重"，对疾病的防治进行生动而详细的宣教，保持着良好的医患沟通，成为中医呼吸系统疾病临床上真正的不老松！

# 潜心育才，提携后学

许建中从医 60 余年，先后培养了三批研究生、师带徒传承学生，以及大批临床和科研骨干。他们大多已成为各自单位的临床、科研骨干，成为中医及中西医结合诊治呼吸病的中坚力量。其中，王书臣教授作为许建中的硕士研究生，曾任西苑医院呼吸科主任、院长，现已成长为全国老中医药专家学术经验继承工作指导老师。苗青教授亦师从许建中教授，现任西苑医院呼吸科主任，荣获"北京优秀中青年医师"、中国中医科学院"中青年名中医"称号。

在门诊及病房的诊疗中，许建中亦培养了大批本院（西苑医院）及进修、实习的中青年医师，带教多批欧美国家、韩国以及中国台湾等地的进修医师。许建中常说："青年中医是中医药发展的希望。"在培养年轻医生方面，许建中强调"中医为根本，西医为手段，临床为根基，与时俱进，不断发展"。许建中教导学生们要深入临床，在扎根中医的同时，还要掌握西医的诊疗手段、科学的研究方法，做有传承、有发展的新型中医人才。

1982年，许建中受日本顺天堂大学及日本京都大学胸部疾患研究所前川畅夫教授邀请，并受中华人民共和国卫生部派遣，去日本做题为"中医及中西医结合防治哮喘的特点"的演讲，在日本取得很好的反响。1998—2000年，世界针灸学会联合会委派许建中至意大利的罗马、米兰、威尼斯等地进行系列学术讲座、开展内科疾病中医诊疗长达2年余，许建中在这些地方授课、诊疗时均用英文交流，其英文讲稿被翻译成意大利文正式出版，使欧洲人对中医的理论特点及神奇疗效产生了深刻的印象，扩大了中医在欧洲的影响，为提高中医的国际影响力起到了很好的宣传作用。2009年许建中当选为世界中医药学会联合会第一届呼吸病专业委员会顾问。

因在中医治疗呼吸病领域取得的突出成绩，许建中1997年成为第二批全国老中医药专家学术经验继承工作指导老师。2005年，国家中医药管理局组织设立了"许建中全国名老中医药专家传承工作室"；2007年，北京中医药薪火传承"3＋3"工程设立"许建中名医传承工作站"；2012年，中国中医科学院名医名家学术思想研究项目进一步开展了许建中学术思想研究；2013年，许建中被评为第二届"首都国医名师"。他不顾年事已高，积极参加工作室的学术活动，与年轻医生分享自己的临床经验与见解，讲述自己的成长历程。在门诊工作中，他教导学生如何通过望、闻、问、切采集全面详细的资料，进而辨析、鉴别，确保"法随证立，方从法出"，理法方药环环相扣，处方用药独具特色。在病房教学查房时，许建中常就某一典型病例开展呼吸系统疾病讲座。在他的指导下，工作站每月组织疑难病例医案讨论和分析，通过横向及纵向比较，总结他的中医辨证思维方式、学术思想等。对于较为疑难的病例，工作站通过院内讨论、网上论坛等多种形式组织临床医生参与讨论，共同攻关。许建中名医工作站的建设及对其学术思想的研究，使大批中青年医师得到跟师临诊、整理挖掘、深入研究、网络交流的机会，既带动了整个学科的人才建设，又推动了中医呼吸病学科的发展。该工作室逐渐成为中医呼吸病专科人才培训基地，西苑医院呼吸科也成为国家中医药管理局重点专科和国家临床重点专科。由于在工作站传承工作中的突出表现，许建中获得北京市中医管理局颁发的"传承工作特殊贡献奖"。

许建中以逾 90 岁的高龄、积 60 余年的医学体悟，至今仍坚守在"医-教-研"的工作一线。在医学上，他致力于临床，每周坚持门诊，为全国各地慕名而来的广大患者服务；回到家，他仍不忘查阅最新文献，与时俱进，及时了解呼吸科前沿进展，寻找独具特色、最切合临床实践的中西医诊治方案。在教学方面，他尤为重视中医人才的培养。他认为未来的中医人才，需要"中西兼顾，有中医特色""医教研结合，具有较高综合素质"。在科研上，他亦指导、影响着后辈，强调"科研必须扎根于临床，通过科学的实践进行总结，最终造福于临床"，提出"科研要以临床为核心"，并要注重成果转化，使科研成为提高临床疗效的左膀右臂、优化治疗方案的有力依据。晚年的许建中，不顾年事已高，仍孜孜不倦地精研着医术，不知疲惫地教导后辈，紧跟最新科研的步伐，探索着中医呼吸病学未来发展的方向，真可谓是"老骥伏枥，志在千里，烈士暮年，壮心不已"！

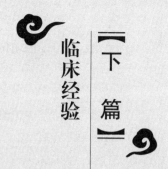

【下 篇】

临床经验

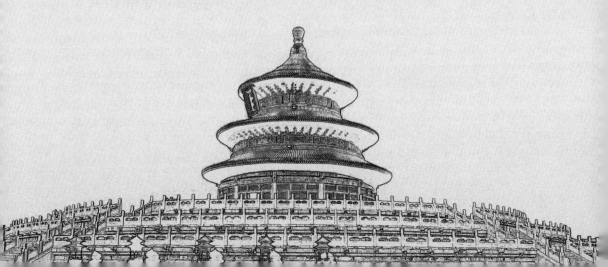

# 第一节　慢性阻塞性肺疾病

慢性阻塞性肺疾病（chronic obstructive pulmonary disease，COPD）是呼吸系统常见慢性疾病之一，主要表现为咳嗽、咳痰、气短及呼吸困难。流行病学调查显示，我国40岁以上的人群中慢性阻塞性肺疾病患病率为8.2%，其中男性为12.4%，女性为5.1%。研究发现慢性阻塞性肺疾病不仅累及肺脏，导致呼吸功能减退甚至衰竭，还可以引起多种肺外效应，如营养不良、心脑血管疾病、抑郁焦虑等，其发病率、致残率、病死率均高，严重影响患者的劳动能力及生活质量，已经成为我国城市第4位、农村第3位的死因。

扫码看名师经验

中医自古以来对本病就有深刻的认识，早在《黄帝内经》中就详细记载了本病的病因病机、临床表现，提出了肺胀、咳嗽、喘证等疾病名称。《金匮要略》设有专篇论述其相关治疗，并提出了相应的方药，如射干麻黄汤、小青龙汤、麻杏石甘汤等，至今仍在临床广泛使用。后世医家在此基础上进一步完善对其病因病机和理法方药的认识，积累了丰富的经验，形成了一整套中医治疗体系。随着西医学的飞速发展，支气管扩张剂、吸入激素、氧疗及机械通气的普及，慢性阻塞性肺疾病的救治水平得到了很大的提高。但由于工业化进程的推进、空气污染的加剧、吸烟人群的大量增加，到目前为止，该病的发病率及病死率并没有明显降低。中医药在控制该病的进一步发展、改善并提高患者的生活质量方面，具有巨大的潜力和临床价值，有待进一步挖掘。

从20世纪70年代开始，许老响应党中央的号召，带领呼吸科的同事们积极投入到慢性气管炎、慢性肺心病等"呼吸四病"的研究及治疗工作中。他勤求古训、勇于创新，结合长期的临床实践，对慢性阻塞性肺疾病提出分期治疗，在急性发作期以应用麻杏石甘汤为基础，创立了清肺化痰、润肺平喘等一系列治法，尤其重视痰液的辨证和治疗，并与其他单位合作开展了牡荆油胶丸治疗慢性气管炎急性发作的深入研究，获得了全国科学技术大会成果奖。对于缓解期的患者，许老观察到他们存在着从肺虚、脾虚到肾虚的发展过程，根据中医学固本理论，创制了益气补肺、健脾补肾的固本丸（1号），用于治疗慢性气管炎稳定期，取得了很好的疗效。在此基础上，他敏锐地发现，长期服用固本丸，有些患者存在着"易上火"等不良反应，便及时调整方药，加入麦冬、五味子等养阴敛肺药物，组成了固本丸2号方，获得了卫生部（现国家卫生健康委员会）乙级成果奖，此方最终形成至今仍在临床上广泛应用的医保药物——固本咳喘片。

# 一、疾病源流论

## （一）论病因病机

古代中医文献没有关于慢性阻塞性肺疾病的直接论述，相关论述散见于"咳嗽""喘证""肺胀"的文献中。早期患者以咳嗽、咳痰等症状为主要表现时，可以"咳嗽"论治。当以喘息、气促为主要表现时，则以"喘证"论治。若本病进一步发展，出现呼吸困难伴胸部膨满、胀闷如塞等表现，可按"肺胀"论治。目前认为，中、重度慢性阻塞性肺疾病多属"肺胀"范畴。许老结合西医学对慢性阻塞性肺疾病发病机制的认识及古代中医文献对本病病因病机的论述，提出先天不足（易患基因）、七情所伤或六淫及毒邪（即大气污染，尤其是吸烟及微生物）侵袭，导致肺、脾、肾功能失调，从而引起本病的主症——咳、痰、喘。

咳嗽、咳痰是本病早期的常见症状。《灵枢·经脉》云："肺手太阴之脉……是动则病，肺胀满，膨膨而喘咳。"《灵枢·胀论》曰："肺胀者，虚满而喘咳。"许老认为，咳嗽、咳痰是由于肺气本虚、外邪侵袭，肺先受邪，肺气失宣，清肃无权所致，外邪侵袭入里，正邪相争，由于体质不同，病邪各异，从而表现出不同的证型。如《诸病源候论·咳逆短气候》云："肺虚为微寒所伤，则咳嗽；嗽则气还于肺间，则肺胀；肺胀则气逆，而肺本虚，气为不足，复为邪所乘，壅痞不能宣畅，故咳逆短气也。"《外台秘要》指出："病源肺虚感微寒而成咳，咳而气还聚于肺，肺则胀，是为咳逆也。邪气与正气相搏，正气不得宣通，但逆上咽喉之间，邪伏则气静，邪动则气奔上。烦闷欲绝，故谓之咳逆上气。"脾虚失运，水谷不能化津，痰湿内生，痰浊阻肺，饮邪上逆，阻塞肺气，肺失清肃，故而咳嗽痰多；或因七情所伤，肝气郁而化火，气火上壅，肺失宣降而咳嗽。正如《素问·咳论》所云："五脏六腑皆令人咳，非独肺也。"脾阳根于肾阳，肾阳充足是脾阳健旺的根本；而脾阳健旺是正气存内的本源，正气存内则是邪不可干的保证。所以在临床上，健旺脾阳的同时常要考虑是否存在肾阳不足之象。许老常说，"脾为生痰之源，肺为贮痰之器，肾为生痰之本"。

喘证是本病的特征性症状之一。《类证治裁》曰："肺为气之主，肾为气之根，肺主出气，肾主纳气，阴阳相交，呼吸乃和，若出入升降失常，斯喘作焉。"许老认为，喘证急性发作是由于六淫、外毒（病毒或细菌）侵袭，肺气失宣，上逆而为咳，升降失常则为喘；缓解期属虚喘，病久则肺虚，主气功能失常。若肺病及脾，子盗母气，脾失健运，则可导致肺脾两虚。肺为气之主，肾为气之根，肺伤及肾，肾气衰惫，摄纳无权，则气短不续，动则益甚；且肾主水，肾阳衰微，则气不化水，水邪泛溢则肿，水凌心肺则喘咳心悸。肺与心脉相通，肺气辅佐心气运行血液，肺虚治节失职，则血行涩滞，循环不利，血瘀肺脉，肺气更加壅塞，造成气虚血滞、血滞气郁、由肺及心的恶性后果，临床可见心悸、发绀、水肿、舌质暗紫等症。心阳根于命门真火，肾阳不振，进一步导致心肾阳衰，可呈现喘脱危候。

许老认为，本病患者大多虚实夹杂、本虚标实，以痰、瘀、外感毒邪等因素为实为标，以肺、脾、肾三脏虚损为本。在这种前提下，许老认为对于长期反复发作、缠绵难愈的患者应坚持标本兼治的原则。按"急则治其标，缓则治其本"的原则分期治疗。急性期应先散尽外邪，继以辨证采取清肺利痰、温化寒痰、燥湿化痰、活血解毒等法通畅气道，并结合宣肺止咳平喘，才能起到较好的疗效。缓解期则根据证型分别采取治疗措施：对于反复发作的患者应标本兼治、肺肾同治，或肺脾同治、益气养阴，配合活血解毒、攻补兼施，防止慢性阻塞性肺疾病复发或延长发作间期；对于危重患者应适时应用机械通气以利康复。中西药合用可取长补短、相得益彰，使病情得到控制，从而提高患者的生活质量。

### （二）论治则治法

肺胀发作以实证为多，张仲景认为本病主要涉及水饮痰浊，并提出相应的治法方药。《金匮要略·肺痿肺痈咳嗽上气病脉证治》曰："上气喘而躁者，属肺胀，欲作风水，发汗则愈。"又曰："咳而上气，此为肺胀，其人喘，目如脱状，脉浮大者，越婢加半夏汤主之。""肺胀，咳而上气，烦躁而喘，脉浮者，心下有水，小青龙加石膏汤主之。"宋代《圣济总录》指出"其证气胀满，膨膨而喘咳……喘咳逆倚息，目如脱，其脉浮是也"，并提出用麻黄或蝉蜕解表，以治外束之邪，解腠理之郁，表里同治。窦材在《扁鹊心书·神方》中认为本病是阳虚气逆所致，故提出用硫黄和苏子进行治疗。金代李杲在《脾胃论》中提出治疗本病以补气敛降为主，多用五味子，人参次之，麦门冬又次之，黄连少许。《丹溪心法》载，"肺胀而咳，或左或右不得眠，此痰挟瘀血碍气而病"，最早提出本病为瘀血证候，并开创活血化瘀法，其影响远及今日；提出"宜养血以流动乎气，降火疏肝以清痰"的治则，方用四物汤加桃仁、诃子、青皮、竹沥、姜汁之类；还强调对于无外邪而内虚之肺胀，治法为敛肺化痰，方药用诃子、海浮石、香附、瓜蒌仁、青黛、半夏、杏仁、姜汁为末，蜜调噙化之，并发明了用蜂蜜和药末含服的治疗方法。继仲景后于本病之证治建树最著者，当属丹溪。

明清时期，《景岳全书》提出："未发时以扶正气为主，既发时以攻邪气为主。扶正气者须辨阴阳，阴虚者补其阴，阳虚者补其阳。攻邪气者须分微甚，或散其风，或温其寒，或清其痰火；然发久者，气无不虚，故于消散中宜酌加温补，或于温补中宜量加消散。"张氏根据发作期和缓解期的阴阳虚实不同而辨证施治，其中虚喘证，"脾肺气虚，上焦微热微渴而作喘者，宜生脉散主之"，"若火烁肺金，上焦热甚，烦渴多汗，气虚作喘者，宜人参白虎汤主之"，"水病为喘者，以肾邪干肺也……若水因气虚者，必当以加减金匮肾气汤之类主之"，并提出"老弱人久病气虚发喘者，但当以养肺为主，凡阴胜者宜温养之……阳胜者宜滋养之"。实喘证，邪实在肺，"治风寒之实喘，宜以温散；治火热之实喘，治以寒凉"。赵献可在《医贯·喘论》中尤其强调补肾之法，以六味地黄丸（汤）加麦冬、五味子大剂服之。《证治汇补》认为本病是本虚标实、虚实夹杂，"又有气散而胀者宜补肺，气逆而胀者宜降气，当参虚实而施治"。

总之，许老认为，历代医家的认识奠定了中医药防治本病的理论基础，至今对我们的临床实践起着重要启示作用。随着对本病的研究不断深入，许老总结古代文献的记述并结合现代临床研究的成果提出，由于本病病程多为发作期与缓解期交替，发作期偏于标实，多属外邪诱发，缓解期偏于本虚，多属脏气不足，故本着急则治标、缓则治本的原则，宜分期论治，分别处理。分期论治是从中医辨证论治的特点出发，遵循同病异治的原则，并结合西医学研究总结出的原则治疗本病。许老结合西医学研究认为：发作期治以清肺（温肺）化痰平喘，可以取得缓解支气管痉挛的效果；而缓解期治以益气养阴、补肺健脾、固肾纳气，则可提高机体免疫力，抑制炎性细胞、炎性介质释放，从而能抑制炎症反应，延长慢性阻塞性肺疾病发作间期或防止复发。除此之外，还应当特别注意两者的相关性，其实缓解期所占本病病程的权重远较发作期大，但缓解只是一个表象，病情一直在隐蔽性地持续进展，如可表现为肺功能指标进行性下降、血气分析指标恶化。因此，缓解期的坚持治疗才是获得本病长期疗效的关键，"长治则久安"。缓解期的扶正祛邪治疗正是中医药的强项，应充分发挥和利用。

## 二、分期治疗

### （一）发作期治疗

患者感受六淫、外毒（病毒、细菌或非典型病原体）之邪是导致本病急性发作的主要诱因。许老临证强调应辨寒热。寒热二证在肺感染时反映人体的阴阳偏盛偏衰状况，由于体质和反应不同，即使是西医上所说的炎症所致的急性发作也不一定都属热证。如肺气虚者感染加重时痰湿易于寒化，呈肺气虚寒痰证；而肺阴虚患者一旦感染加重，痰湿易热化，呈肺阴虚热痰证。《景岳全书·传忠录》指出，"寒热者，阴阳之化也"，故辨寒热，实际上是辨阴阳之盛衰。若阳气不足，不能温煦，则形成"阳虚生寒"的虚寒证。若人体阳气偏盛或阴虚，常因受外邪侵袭而呈实热证或虚热证。因此，医者必须审慎辨认，以免误诊。因此，辨证论治所采用的方剂，应宗"治风寒之实喘，宜以温散；治火热之实喘，治以寒凉"之法，或辛凉或辛温，并加入祛痰解毒之剂，并结合降逆平喘之法，临床上如此治疗均能收到较好的疗效。临床治疗时必须把外邪散尽，标本兼治，方能奏效。许老还强调，应根据患者痰的颜色、黏稠度、气味，结合舌脉及整体状态治疗。许老在本病发作期常用的治法有：温肺化痰、清肺平喘、润燥止咳平喘。

1. 温肺化痰法

温肺化痰法是许老对仲景"病痰饮者，当以温药和之"治法的发展和深化。许老认为，慢性支气管炎以肺虚为本，与脾肾密切相关。肺为水之上源，主宣发肃降，肺气虚则宣降失常，津液不布，痰从内生；脾主运化水湿，虚则运化不及，痰液滋生；肾为水脏，主气化，肾虚则水湿泛滥，气不化津则生痰。故"肺为贮痰之器""脾为生痰之源""痰之本源于肾"，治疗宜注重温肺化痰。肺气温则水津布散，水道通调。本法常用于咳喘加重，咳清稀白色泡沫痰，四肢不温，面色白，身疲无力，语言低怯，舌质淡胖，苔薄白，脉沉细者。许老尤其推崇仲景小青龙汤、射干麻黄汤等经典名方，肺气虚者合用玉屏风散，脾虚者合用六君子汤，肾阳虚者用金匮肾气丸加人参胡桃汤等。

医案

韩某，男，78岁。2010年11月13日初诊。患者诉喘憋反复发作10年，加重5天。患者10年前无明显诱因出现咳嗽、喘息，在他院诊断为"慢性阻塞性肺疾病、肺气肿"，服用氨茶碱、抗生素后缓解，其后受凉即反复发作，每年发作3次以上，此次于5天前受凉后再发。喘憋，喉中少许痰鸣，呼吸促迫，咳嗽，咳白稀痰，量多、易出，气短乏力，头痛，恶寒无汗，鼻塞流涕，心悸、胸闷，纳可，大便正常。舌淡，苔薄白，脉滑浮紧。

**中医诊断：**肺胀。

**西医诊断：** 慢性阻塞性肺疾病。

**辨证：** 风寒犯肺，肺脾两虚。

**治则：** 发散风寒，宣肺化痰。

**方药：** 小青龙汤加减。

| 麻 黄 10g | 桂 枝 10g | 杏 仁 10g | 细 辛 3g |
|---|---|---|---|
| 紫 菀 15g | 桔 梗 15g | 法半夏 10g | 赤 芍 10g |
| 白 芍 10g | 川 芎 20g | 当 归 10g | 辛 夷 12g |
| 苍耳子 10g | 干 姜 10g | 款冬花 15g | 五味子 10g |
| 甘 草 10g | | | |

7 剂后诸症悉减，夜间可以平卧，痰量明显减少。随后以此方加减治疗 1 个月余，病情平稳，改服固本咳喘片善后。

> **按：** 此患者年老久病，肺脏素虚，宣发不及，卫外不固，此次风寒上受，内舍于肺，肺气壅塞，痰气不利。"形寒饮冷则伤肺"，寒之于肺，颇为亲切，风寒之邪，或从皮毛而入，内合于肺，或从背部腧穴而入于肺。寒为阴邪，肺属清金，寒邪收敛凝闭，肺气清虚，毫发难容，肺伤之则宣降失职，痰饮不化。此案所用小青龙汤，可发散风寒，宣肺化痰止咳。方中麻黄、干姜、细辛开宣肺气，温散寒邪；麻黄合杏仁宣肺止咳平喘；紫菀、桔梗、赤芍、白芍、款冬花宽胸宣肺，祛痰止咳；桔梗、川芎上行助肺升发，并止头痛；当归，《神农本草经》有云：止咳逆上气。苍耳子温肺止涕。全方发散风寒，以复肺气宣发肃降之功。

### 2. 清肺平喘法

喘息气促是慢性阻塞性肺疾病的主要症状。喘证最早记载于《黄帝内经》，有"喘咳""喘喝""喘逆""上气""气满""肩息"等多种别名与描述，是肺失宣降、肺气上逆的表现，故《素问·至真要大论》谓："诸痿喘呕，皆属于上。"明代李中梓曰："《内经》论喘，其因众多，究不越于火逆上而气不降也。"明代张景岳在《景岳全书·喘促》中归纳喘证为虚实两证，"实喘者有邪，邪气实也；虚喘者无邪，元气虚也"。许老认为实喘证候中又以热喘居多，即使初感风寒，也往往迅速郁而化热，形成痰热壅肺证候，这在临床工作中较为多见，正如清代《石室秘录》所言："盖外感寒邪，则内必变为热症。"《素问·至真要大论》曰："热者寒之……客者除之。"朱丹溪提出"有火炎者，宜降心火，清肺金。有痰者，用降痰下气为主"。故许老以麻杏石甘汤为基础配合定喘汤以清肺降气、化痰平喘，用于咳喘加重，发热，烦躁，口苦、口干欲饮，痰黏稠、色黄不易咳出，胸痛隐隐，大便秘，小便短赤，身热不能进食，面红自汗，舌红，苔薄白微黄或薄黄少津，脉滑数或弦数者。对于热毒壅盛、喘息唇紫者，许老常在麻杏石甘汤基础上辅以解毒活血之品，如板蓝根、金银花、川芎、赤芍、丹参、苏木等。表邪未尽者，许老强调"发表务尽"，常常加用荆芥、防风、金银花、连翘等发散之品；兼有咳嗽者，许老常以麻杏石甘汤合止嗽散化裁，或予许老创制之清热咳喘丸（炙麻黄、杏仁、生石膏、甘草、防风、荆芥穗、白果、地龙、蝉蜕、五味子、法半夏、黄芩、栀子、金银花）；反复外感、多汗恶风、兼有表虚者，常合用玉屏风散。

医案

方某，男，76 岁。2011 年 9 月 12 日初诊。患者诉咳嗽反复发作 12 年，加重 3 天。患者 12 年前因受风出现咳嗽，间断在西苑医院门诊就诊，多次做肺功能检查，诊断为慢性阻塞性肺疾病，间断服用茶碱类药物、氨溴索（沐舒坦）及苏子降气丸，病情时轻时重。3 天前患者因受凉后咳嗽再次加重，咳嗽剧烈，咳黄痰，痰液黏稠不易咳出，甚至彻夜不得安眠，伴有身热，乏力，流浊涕，音哑，头目不清。舌红，苔薄黄，脉浮滑。

**中医诊断**：肺胀。

**西医诊断**：慢性阻塞性肺疾病。

**辨证**：风热犯肺，肺失清肃，表里同病。

**治则**：疏散风热，清肺止咳。

**方药**：麻杏石甘汤合自创润肺咳喘丸加减。

| | | | |
|---|---|---|---|
| 炙麻黄 10g | 杏 仁 10g | 生石膏 20g | 生甘草 10g |
| 紫 菀 15g | 款冬花 15g | 白 果 10g | 地 龙 10g |
| 蝉 蜕 10g | 黄 芩 10g | 金银花 10g | 连 翘 15g |

鱼腥草 20g

3 剂热退，7 剂后诸症悉减，黄痰消失，夜间可安然入睡。

> **按：**该患者虽咳喘日久，肺气虚羸，但肺为清虚之脏，受不得半点邪气，肺如钟，撞则鸣，风为四时之邪，善走空窍，肺虚金弱，不耐戕伐，故遇风热邪气则咳喘日重。虽以肺气虚衰为本，但风热外袭为急，法宜疏风清热、宣肺化痰为先。方用麻杏石甘汤加味，方中金银花、连翘、黄芩、鱼腥草清热解毒，透热疏风；紫菀、款冬花、白果润肺止咳；地龙、蝉蜕活血清热，解毒利咽。对于慢性阻塞性肺疾病急性发作，许老治疗时尤其强调对表证的解除，称此为"慢性阻塞性肺疾病治疗第一法"。

### 3. 润燥止咳平喘法

许老认为，对于燥邪致病，现代人比较推崇喻嘉言，但刘河间对于燥邪致病也做出了突出的贡献。《素问·至真要大论》病机十九条，涉及六淫者十二条，独不及燥，所以古人有"六气之中，燥不为病"的偏见。迨至河间始补此阙，"诸涩枯涸，干劲皴揭，皆属于燥"，从此确立了燥因致病的理论基础。至清代喻嘉言扼要而准确地概括为"伤燥之咳，痰黏气逆"并创立清燥救肺汤，而吴鞠通在《温病条辨》立秋燥专论并对其治疗总结为"燥证则惟喜柔润，最忌苦燥"。

许老认为，燥邪犯肺也是本病的病机之一，虽有凉燥、温燥之分，但以燥热伤肺最为多见。燥之所生无非内外两端。外因多为热邪（或燥邪）犯肺，灼伤肺津，肺气失宣。症见咳嗽，以干咳无痰或少痰为特征，咳势较甚，影响睡眠，或咳嗽时缓时剧，经久不愈，每遇外感而加剧，或伴有恶寒发热，口干，舌淡红，苔薄白少津，脉浮。治宜疏风清热，润燥生津，宣肺止咳。常用药有荆芥、防风、薄荷、菊花、桔梗、生甘草、沙参、麦冬、川贝母、麻黄、苦杏仁、枇杷叶、前胡等。表证明显者，加紫苏叶、桑叶等；热毒炽盛者，加金银花、板蓝根、大青叶；咳嗽剧者，加紫菀、款冬花、地龙、蝉蜕等。

内因多为饮食不慎、思虑及劳役过度，致肺胃津伤，失于濡润，肺气不宣，燥从内生。症见鼻干咽燥，干咳少痰，咳嗽的特点为咳势较缓，但咳嗽时间较长，病程一般超过2周，伴见口干欲饮，舌质红，苔干燥，脉细。治宜润肺降逆，宣肺止咳。许老常用药有生地、玄参、沙参、玉竹、苦杏仁、生甘草、桔梗、前胡、紫菀、枇杷叶等。口渴甚、大便偏干者，加生石膏、知母、瓜蒌；干咳久恋不去，加诃子、地龙。内因还包括肺肾阴亏，金水不得相生，致肺失滋润清肃。症见咳嗽无痰，或咳少量白黏痰，咽干鼻燥，口渴欲饮，手心热，盗汗，颧红颊赤，或伴有其他肾阴虚症状，舌红，苔少而燥，脉细数。治宜滋肾润肺、宣肺止咳，常用药有生地、熟地、山茱萸、黄柏、知母、天冬、麦冬等。阴虚潮热明显者，加炙鳖甲、龟板；夹肝火者，加牡丹皮、栀子、白芍或黛蛤散；咳痰带血丝者，加白及、三七粉等；盗汗者，加浮小麦、龙骨、牡蛎等。许老在辨治过程中非常注重通过观察舌苔的润燥来辨别阴津损伤的程度，视津液损伤的轻重来合理使用养阴之方药。

### 医案

么某，男，74岁。2011年10月17日初诊。患者咳嗽反复发作10年余，加重3天。患者有吸烟史50余年，至今未戒烟。10年前无明显诱因出现咳嗽，未经系统治疗，本次入秋后受凉出现咳嗽声重，咳黄痰不易出，咽干、鼻干，口渴，无发热恶寒，纳、眠可，大便干，溲赤，舌红干，苔薄黄，脉滑。

**中医诊断：**肺胀。

**西医诊断：**慢性阻塞性肺疾病。

**辨证：**燥热伤肺，肺失宣降，气机不畅。

**治则：**清肺润燥，祛痰止咳。

**方药：**自创润肺咳喘丸加减。

| | | | |
|---|---|---|---|
| 炙麻黄 10g | 杏　仁 12g | 生石膏 30g | 甘　草 10g |
| 百　合 12g | 生　地 15g | 玉　竹 12g | 川贝母 6g |
| 麦　冬 15g | 紫　菀 20g | 款冬花 10g | 枇杷叶 12g |
| 桑　叶 12g | 金银花 10g | | |

患者再诊诉咳嗽症状好转，口鼻干燥之症状明显减轻，咳痰量减少，但自汗恶风。舌红，苔薄白，脉细滑。治以益气固表，宣肺止咳。方以麻杏石甘汤合玉屏风散加减。

**方药：**

| | | | |
|---|---|---|---|
| 生黄芪 20g | 防 风 15g | 炒白术 12g | 麻 黄 6g |
| 杏 仁 12g | 生石膏 15g | 生 地 15g | 百 合 12g |
| 麦 冬 15g | 前 胡 10g | 紫 菀 15g | 款冬花 15g |
| 枇杷叶 15g | 金银花 12g | | |

服用 14 剂汤剂后，咳嗽症状明显好转。

> **按：**此患者有咳嗽病史 10 余年，久病肺肾阴虚，肺肾为母子之脏，阴虚生内热，肺失清肃，虚火上炎；嗜烟多年，烟为阳邪，其性温燥有毒，日久烁伤阴津，损伤肺络；适逢深秋，秋燥来袭，金气清肃，干犯肺脏，肺津亏虚，其气逆满，发为咳喘。许老自创润肺咳喘丸，以此方为基础加减，苦温润燥，辛凉清肺，祛痰止咳。首诊润肺咳喘丸养阴润肺；麻黄、杏仁一宣一降，复肺宣降之性，止咳平喘；玉竹生津润燥；再诊用前胡既佐制麻黄之温燥，又能加强止咳平喘之效。上药共奏辛凉宣肺、养阴止咳之功，而无燥烈之弊。

## （二）缓解期治疗

许老认为，慢性阻塞性肺疾病是一种慢性消耗性疾病，即使在缓解期临床上仍以慢性咳嗽、咳痰、气喘和呼吸困难为主要临床表现，患者往往伴有营养不良、动则气喘、骨质疏松等症状，血气分析和肺功能指标也往往进行性下降。《素问·刺法论》曰："正气存内，邪不可干。"《素问·评热病论》曰："邪之所凑，其气必虚。"本病的发生、发展也必然与机体正气虚损有关，且与肺、脾、肾三脏密切相关。正如《杂病源流犀烛·咳嗽哮喘源流》云："肺不伤不咳，脾不伤不久咳，肾不伤火不炽，咳不甚。"指出了肺、脾、肾虚是本病发生及反复发作的重要内因。肺肾气虚、肾不纳气，出现喘息气急、呼多吸少等症，《类证治裁·喘证》谓："肺为气之主，肾为气之根，肺主出气，肾主纳气，阴阳相交，呼吸乃和。"《景岳全书·虚损》云："肾水亏，则盗伤肺气而喘嗽频。"脾主运化，若脾气虚则运化失常，水湿停滞而凝结成痰，故有"脾为生痰之源"的说法。再者本病患者多有年老、身体衰弱、病程长的特点，全身生理功能状态较差。从中医角度来看，总属脾肾亏虚，卫气不固，机体免疫力低下，易受外邪侵袭，从而使病情容易出现反复，并逐渐加重。因此，《丹溪心法》中提出："凡久喘之症，未发时宜扶正气为主，已发用攻邪为主。"许老认为对于本病反复发作的患者，在治疗上应依据病情补益三脏之虚，以使脏腑功能协调，提高机体抗病能力。益气固表、健脾补肾是缓解期治疗的关键步骤，它体现了中医学中"扶正祛邪""治喘咳不离于肺，亦不止于肺"的理念。

1. 扶正固本——固本源流论

（1）肺、脾、肾之间的关系。

1）肺与脾的关系。肺与脾的关系主要表现在气之生成、津液输布两个方面。

生理上，首先是气的生成方面。《素问·六节藏象论》曰："肺者，气之本。"肺主一身之气，肺司呼吸而摄纳清气，脾主运化而化生水谷精气，上输于肺，两者结合化为宗气（后天之气）。宗气是全身之气的重要组成部分。《医碥》曰："饮食入胃，脾为运行其精英之气，虽曰周布诸脏，实先上输于肺，肺先受其益，是为脾土生肺金，肺受脾之益，则气愈旺，化水下降，泽及百体。"脾主运化，为气血生化之源，但脾所化生的水谷之气，必赖肺气的宣降才能敷布全身。肺在生理活动中所需要的津气，又要靠脾运化的水谷精微来充养，故脾能助肺益气。因此，《古今医统大全》说："肺为主气之枢，脾为生气之源。"其次，水液代谢方面。肺主行水而通调水道，脾主运化水湿，为调节水液代谢的重要脏器。《医方集解》曰："肺为水之上源。"《素问·玉机真脏论》说："脾为孤脏，中央土以灌四旁。"肺气宣降，通调水道；脾为中州，运化水液，将津液上输于肺，通过肺气的宣发和肃降而布散周身。《素问·经脉别论》说："饮入于胃，游溢精气，上输于脾，脾气散精，上归于肺，通调水道，下输膀胱，水精四布，五经并行。"脾之运化水液有赖肺气宣降的协同，而肺气宣降亦赖脾之运化以资助。脾气健运，肺气宣降，则津液四布，以濡养全身。

病理上，在气的生成上，肺虚累脾，脾虚及肺。肺气久虚，精气不布，必致脾气虚弱，而脾气虚弱，营养障碍，抗病力降低，又易患肺病，这样就形成肺虚－脾虚－肺虚的恶性循环。其治疗可采用补脾或补肺的方法，如肺气不足者，可采用补脾的方法以益气。即《慎斋遗书》所云"扶脾即所以保肺，土能生金也"，《医法心传》谓之"土能生金，金亦能生土，脾气衰败，须益气以扶土"。在水液代谢方面，表现为脾肺均能调节水液代谢，若脾虚不运，水湿不化，聚为痰饮，出现久咳不愈、痰多而稀白之候，其表象在肺而病本却在于脾。痰之动主于脾，痰之成贮于肺，肺不伤不咳，脾不伤不久咳。故有"脾为生痰之源，肺为贮痰之器"之说。肺脾两虚，咳嗽不甚，但素日易受外感者，症见咳喘已减或去大半，气短乏力，自汗出，胃脘胀满，不思饮食，腹胀肠鸣，脉弦缓，舌质淡，苔白腻。

2）肺与肾的关系。肺属金，肾属水，金生水，故肺肾关系称之为金水相生，又名肺肾相生。肺为水之上源，肾为主水之脏；肺主呼气，肾主纳气。所以肺与肾的关系，主要表现在呼吸运动和水液代谢两个方面。

生理上，首先是呼吸方面。肺司呼吸，肾主纳气，人体的呼吸运动，虽然由肺所主，但需要肾的纳气作用来协助。只有肾气充盛，吸入之气才能经过肺之肃降，而下纳于肾。肺肾相互配合，共同完成呼吸的生理活动。所以说"肺为气之主，肾为气之根"。其次，水液代谢方面。肺为水之上源，肾为主水之脏，在水液代谢过程中，肺与肾之间存在着标和本的关系。肺主行水而通调水道，水液只有经过肺的宣发和肃降，才能使精微津液布散到全身各个组织器官中去，浊液下归于肾而输入膀胱。所以说，小便虽出于膀胱，而实则离不开水之上源肺的肃降作用。肾为主水之脏，有气化升降水液的功能，又主开阖。下归于肾之水液，通过肾的气化，清者升腾，通过三焦回流体内，浊者变成尿液而输入膀胱，从尿道排出体外。肺、肾两脏密切配合，共同参与对水液代谢的调节，但需要注意的是，两者在调节水液代谢过程中肾主水液的功能居于主要地位。所以，《素问·水热穴论》说："其本在肾，其末在肺。"在生理上，肺与肾的阴液也是互相滋生的。肺属金，肾属水，金能生水，肺阴充足，输精于肾，使肾阴充盛，保证肾的功能旺盛。水能润金，肾阴为一身阴液之根本，肾阴充足，循经上润于肺，保证肺气清宁，宣降正常。故《医医偶录》曰："肺气之衰旺，全恃肾水充足，不使虚火炼金，则长保清宁之体。"

病理上，肺失宣肃，不能通调水道，肾不主水，水邪泛滥，肺肾相互影响，导致水液代谢障碍。水液代谢障碍虽然与肺有关，但其根本仍在于肾，所以《素问·水热穴论》云："水病下为胕肿大腹，上为喘呼，不得卧者，标本俱病。"由于肺、脾、肾三脏在调节水液代谢过程中相互联系，相互影响，发挥不同的作用，因此，治疗水液代谢病变的关键是以肾为本，以肺为标，以脾为中流砥柱。若肾气不足，摄纳无权，气浮于上，或肺气久虚，伤及肾气，而致肾失摄纳，均会出现气短喘促、呼多吸少、动则尤甚等症。这种现象称为"肾不纳气"或"气不归根"。它的治疗，也必须用补肾纳气的方法。另外，肺肾阴液也是互相滋养的（称为金水相生），而肾阴又为人体诸阴之本，因此，肺阴虚可损及肾阴，肾阴虚不能上滋肺阴则肺阴亦虚，最后导致肺肾阴虚，而见腰膝酸软、潮热、盗汗、咽干、颧红、干咳、音哑、男子遗精、女子经闭等症状。肾肺虚喘者，肺气虚衰，肾不纳气，咳嗽、咳痰已轻，仍动则喘甚，呼多吸少，气不得续，四肢欠温，腰酸背痛，阳痿早泄，食纳欠佳，脉沉细或沉弦无力，舌淡胖，苔薄白。

3）脾与肾的关系。脾为后天之本，肾为先天之本，脾与肾的关系是后天与先天的关系。《傅青主女科》云："脾为后天，肾为先天，脾非先天之气不能化，肾非后天之气不能生。"后天与先天是相互资助、相互促进的。

生理上，脾与肾的关系主要反映在先后天相互资生和水液代谢方面。首先，先后天相互资生方面。脾主运化水谷精微，化生气血，为后天之本；肾藏精，主命门真火，为先天之本。《医述》云："先天为后天之根。"脾的运化必须得肾阳的温煦蒸化，始能健运。所以《张聿青医案》说："脾胃之腐化，尤赖肾中这一点真阳蒸变，炉薪不熄，釜爨方成。"肾精又赖脾运化水谷精微的不断补充，才能充盛。故《医门棒喝》曰："脾胃之能生化者，实由肾中元阳之鼓舞，而元阳以固密为贵，其所以能固密者，又赖脾胃生化阴精以涵育耳。"这充分说明了先天温养后天、后天补养先天的辩证关系。总之，脾胃为水谷之海，肾为精血之海。《景岳全书·脾胃》总结为"人之始生，本乎精血之原，人之既生，由乎水谷之养。非精血无以立形体之基，非水谷无以成形体之壮""水谷之海本赖先天为之主，而精血之海又赖后天为之资。故人之自生至老，凡先天之不足者，但得后天培养之力，则补天之功，亦可居其强半"。其次，水液代谢方面。脾主运化水湿，须有肾阳的温煦蒸化；肾主水，司开阖，使水液的吸收和排泄正常，但这种开阖作用，又赖脾气的制约，即所谓"土能制水"。脾肾两脏相互协作，共同完成水液的新陈代谢。

病理上，脾与肾相互影响，互为因果。如肾阳不足，不能温煦脾阳，致脾阳不振或脾阳久虚，反过来损及肾阳，引起肾阳更虚，最终导致脾肾阳虚。临床上主要表现在消化功能失调和水液代谢紊乱方面。

（2）气（阳）与阴的关系。

许老认为久咳必伤阴，故常固护阴液。肺为水之上源，肾为主水之脏。肺肾为金水相生之脏，其阴液又可相互资生。肺主肃降，阴液下输，滋养于肾，肾阴为人体阴液之根本，对各脏腑组织具有滋润濡养的作用。肾阴充盛，循经上润于肺，则能保证肺气清宁，宣降正常。此即"肺气之衰旺，全恃肾水充足，不使虚火炼金，则长保清宁之体"之说。慢性阻塞性肺疾病患者病情反复发作，致肺气阴两伤，肺阴受伤，久必下劫肾阴；或邪热久恋，灼伤阴液，或肝郁日久，化火伤阴，终致肾阴亏虚，阴虚火旺，虚火上灼肺阴，肺失清润，久病两脏阴液互损，最终形成肺肾阴虚。表现为咳嗽，痰少或黏，口干、咽干，舌质干而少津。许老临证多选用养阴清肺之品，如百合固金汤之类，临床屡屡见效。

临床上，还时常见到有阳虚表现的患者，此时许老认为"善补阳者，当从阴中求之"。慢性阻塞性肺疾病患者反复咳喘，迁延日久，晚期伤及阳气，肾阳虚衰。多表现为畏寒肢冷，喘满难忍，动则喘甚，不能平卧，活动后见张口抬肩，面青唇紫，腰酸背痛，阳痿早泄，食纳欠佳，舌淡白，脉微细无力。邪不盛或经治咳嗽已减轻者，可应用补肾纳气之品，但补肾阳时，须遵从古训"善补阳者，当从阴中求之"，即在滋肾阴基础上加入补肾阳之剂，切勿补阳过度，以免耗伤阴液。肺为娇脏，不耐寒热，津液耗伤，燥热内生伤肺，咳喘加重。许老临证多以六味地黄丸为基础，加化痰平喘及较平和的补阳之品，如胡桃肉、紫河车，很少应用鹿茸、肉桂、附子之类。

### 2. "固本丸"系列研究

扶正固本法是中医治疗久病不愈、正气虚损的慢性病的重要方法。在防治慢性支气管炎的研究工作中，许老发现慢性支气管炎患者在缓解期多表现为肺脾肾虚、病情反复发作的特点，故在老中医赵锡武、岳美中、郭士魁的指导下，根据中医学对慢性支气管炎病机的认识，针对本病临床多表现为"本虚证"的特点，组成中药复方固本丸（片），在慢性支气管炎缓解期给患者服用，取得了较好的疗效。本方在完成3个以上疗程的140例患者中有效率为89.3%，患者病情稳定及基本稳定者占治疗总人数的70.7%。扶正固本组临床疗效明显优于对照组，且该组患者肺功能亦见明显改善，复发率明显降低。

慢性阻塞性肺疾病多由于长期吸烟，大气中烟雾及其他化学、物理、微生物等刺激或遗传等因素，致使患者正气虚损，皮毛卫外之功不固，外邪易于侵袭肌表。肺与皮毛相表里，肺气壅塞不得宣畅，久咳不愈，正气虚损，不仅导致肺虚，同时可兼见脾肾不足。脾虚则失健运，痰湿内生。脾虚进一步加重肺气不宣而表现为气短、咳痰，兼见胃脘痞满，食纳不佳，舌苔白腻，脉象滑数。病情进一步发展，肾气更加虚损，肾虚不能纳气，则症见气短不能平卧，动则益甚。同时肾阳不足，脾失肾阳之温煦，脾阳更虚，痰湿之邪更甚，从而咳、痰、喘经久不愈。冬季气候寒冷，对肺、脾、肾三脏阳虚之体尤为不利。复方固本丸（片）之配伍组成就是针对慢性支气管炎病机，根据《黄帝内经》有关"邪之所凑，其气必虚"和"正气存内，邪不可干"等论述，按照中医"急则治标，缓则治本"的原则，兼顾肺、脾、肾三脏在本病中相互影响的特点取益气固表、健脾益肾的法则所制成的。

固本丸治疗着重在本病缓解期，通过扶正培本法，调节人体的内环境，以期增强人体内在抗病能力，从而巩固本病的疗效，或使病情减轻、稳定，减少复发，减慢或阻止其发展为肺心病的进程。为了适应患者个体的差异性，按其体质、症状、脉象的不同，制成固本1号丸（片）与固本2号丸（片），二者立法特点大致相同，组方的基本性质不变，都是以益气固表、补益脾肾为基本法则，只是固本2号片中加用了养阴药物麦冬、五味子，以便适用于部分阴液不足的患者，久服固本1号丸（片）已有伤阴表现的患者也可暂时改服固本2号片，如患者的表现以阴虚为主，则给予固本2号片。这样辨证给药，疗效好，避免了部分患者口干咽燥的不适感觉，因此，患者能长期坚持服药而取得长效，这也体现出中医学辨证施治的特色和优越性。

**组成：**固本1号丸（片）。

| 黄　芪18g | 白　术6g | 防　风6g | 党　参9g |
| 茯　苓6g | 甘　草4.5g | 陈　皮6g | 半　夏6g |
| 补骨脂9g | 紫河车1.5g | | |

**方义：**黄芪、防风、白术三味即古方之玉屏风散，用以益气固表；党参、白术、茯苓、甘草、陈皮、半夏即古方之六君子汤，用以健脾益气、燥湿化痰；紫河车、补骨脂补益肾气。

**组成：**固本2号丸（片）。

| 党　参9g | 白　术6g | 茯　苓6g | 甘　草4.5g |
| 补骨脂9g | 麦　冬9g | 五味子4.5g | |

通过对140例缓解期患者辨证运用固本1、2号丸（片），并对他们进行远期疗效观察，结果发现：固本丸可以明显改善患者的咳、痰、喘、炎四症；减少感冒次数、减轻感冒严重程度及感冒对四症的影响；减少气温下降对诱发四症的影响；减少患者急性发作频率，并利于患者发作后体力恢复及体征改善；患者方药疗程与疗效呈正相关。此外，在给予患者扶正固本治疗一个疗程结束后，患者痰中溶菌酶增加，血中IgG和IgA提高，淋巴细胞转化率增加。以上均有统计学意义，表明固本丸可以加强并调整体液及细胞免疫功能。

固本1号丸（片）和固本2号丸（片）的一系列动物实验均显示，上述两药可使小鼠肾上腺皮质功能提高，且可促使其胸腺萎缩，提示固本的作用机制可能与改善肾上腺皮质功能及提高免疫功能有关。

另外，两种固本丸（片）均可以增强小鼠密闭缺氧耐力和减压耐力，从而提示"补肺益气"与肺功能改善的关系。在固本丸（片）对大白鼠慢性支气管炎模型的防治作用实验中，可以看到两种固本丸（片）对大白鼠因二氧化碳刺激引起的慢性支气管炎具有明显减少支气管黏液腺数、减轻细支气管炎症及气管黏膜损伤等作用，提示固本丸（片）具有健脾化痰作用，亦符合中医"脾为生痰之源"的理论。此外，两种固本丸（片）可增强小鼠抗疲劳能力，延长其游泳时间，增强其耐热运动能力，这亦符合"脾主肌肉"的理论。

在本项研究观察中，许老带领的研究团队在基于长期临床实践并结合西医学的一些功能性检查或实验室检查进行综合分析，提出了修改慢性支气管炎中西医结合诊断分型的建议和具体方案，以期可以比较确切地反映患者的病情，比较清楚地体现慢性支气管炎的发生发展规律，更好地指导本病的防治工作。

总之，固本丸（片）防治慢性支气管炎的研究，不仅为慢性支气管炎患者提供了一个长效药物，而且对中医脏腑学说肺、脾、肾的实质探讨有所启发。

### 三、慢性肺源性心脏病治疗

#### （一）分型论治

本病晚期，病变已引起肺动脉高压，故病情属于肺心病阶段。肺心病，是指由支气管－肺组织、胸廓或肺血管病变致肺血管阻力增加，产生肺动脉高压，继而右心室结构和（或）功能发生改变的疾病。在中医学古代文献中无肺心病之名，相关记述散见于"咳喘""痰饮""水气""心悸"等相关文献中。本病急性发作期属本虚标实之证，其标在心肺，而本在脾肾。卫出下焦，生于脾胃，通过肺气宣发而布散于周身，卫外而为固，若肺、脾、肾三脏虚损，则致肌表卫阳不固，易于感受外邪。《素问·至真要大论》称："诸气膹郁，皆属于肺。"肺虚则宣降失常，水津不布，顽痰宿饮留滞，阻碍肺气致通气障碍，气道阻力增加，久成"肺胀"。脾肾阳虚，运化失权，水湿停滞，凝聚成痰、成饮，水饮溢于四肢，甚可全身水肿。若水气凌心，气虚血瘀，血脉瘀阻影响心营之循行，心气不足，心阳不振，临床上表现为心悸、气促、胸闷不舒、口唇发绀、舌质紫暗、脉沉细或结代。如病势进一步发展或救治不当，痰涎上逆，蒙蔽清窍，可引起嗜睡，神志朦胧，甚至神志丧失而进入深昏迷（呼吸性酸中毒，二氧化碳潴留，导致肺性脑病），有的患者素本阴虚，加之利水过于急速致津液亏损，肝肾阴虚，筋脉失养，肝风内动，引起抽搐、躁动、意识丧失（即并发代谢性碱中毒）。有的患者由于感染严重，致使气血衰微，阴阳欲绝，大汗淋漓，四肢厥冷，处于休克状态。也有的患者热邪偏盛，致血热妄行，络脉受损，临床上引起血证（其中部分为弥散性血管内凝血）。以上均为邪正相争、阴阳失调所导致的结果，由于患者个体的差异而表现出不同的证型。在许老的主持下，依据肺心病发生发展的病机基础、临床证候、体征（包括舌苔、脉象），结合西医所运用的现代科学方法进行的客观检查结果，综合归纳出本病辨证分型，即肺肾气虚外感型、心脾肾阳虚水泛型、痰浊闭窍型、元阳欲绝型、热瘀伤络型，该分型方案于1977年9月全国第二次肺心病专业会议上获得通过。

1. 肺肾气虚外感型

久病膈间有伏饮，肺气虚表阳不固，易受外邪侵袭肌表，外邪与伏饮相搏结，喘咳复发，气机受损，肺失宣降，影响升清降浊，咳久致肾气虚不能纳气，气短气促，动则益甚，且肾虚不能温养脾阳，致脾虚不能运化，水谷不能化津，而凝结成痰，痰涎壅塞胸膈，郁久化热，故痰热壅肺之证成为本病急性发作的共同特点。证为本虚标实，症见脉象弦数或滑数，舌质淡胖而舌尖红，时见瘀斑，苔薄白或薄黄，取清肺利痰法，以麻杏石甘汤为主方。如痰黄不易咳出，身热不爽，方内加入下列诸药2~3味：金银花、连翘、板蓝根、鱼腥草、虎杖、柴胡、黄连、黄芩、栀子、山豆根、蒲公英。如以上组方仍不能控制病情，加用清肺注射液。汤药一般连服4周，每日1剂，以下同。

2. 心脾肾阳虚水泛型

本型仍见肺热征象而兼见心、脾、肾阳虚，水停心下，下肢水肿，胁下痞块（肝大），甚至出现胸腔积液或腹水。故以清肺利痰为主，兼用健脾利湿，可予以温阳利水的真武汤、五皮饮或苓桂术甘汤等方药。

据现代药物学研究，这些利水的中药含有较多的钾盐，从而可减少电解质的丢失，并可避免或减少代谢性碱中毒的发生。

### 3. 痰浊闭窍型

本型是肺热炽盛已入营分，脉象滑数或沉缓，舌质暗紫或紫绛；痰热壅肺，热扰神明，蒙蔽心窍，致神昏谵妄嗜睡、神志朦胧，甚至陷入昏迷。治疗宜在清肺利痰法的基础上，加用芳香开窍、化饮降浊之剂，给患者水煎服或鼻饲，常用安宫牛黄丸或清开灵注射液加入葡萄糖注射液静脉滴注，每日 1 次。

### 4. 元阳欲绝型

肺内热毒炽盛，灼伤阴液，兼之肺气虚衰，肾气不足，易致气阴两伤，四肢厥逆，面色苍白，自汗出，舌质淡，苔白少津，脉微欲绝，或沉细无力，呈元阳欲绝之危势。治疗宜在清肺利痰法的基础上，加用益气养阴的生脉散静脉滴注。用药后常见血压回升，咳痰有力；若仍未见转机，加用参附汤鼻饲，常见四肢转温，病情好转。

### 5. 热瘀伤络型

热邪入血，使其妄行于脉外，如临床上常见肺心病患者由于低氧血症及高碳酸血证所导致的消化道出血，重症患者可出现弥散性血管内凝血，此类患者的血液流变学检查可以见到全血比黏度明显升高，红细胞流速减慢。因此，治疗须在清肺利痰法基础上加用活血化瘀药物，如红花、丹参、降香、桃仁、当归尾、赤芍、刘寄奴、乳香、没药、血竭等。

对于咳喘重者，阴阳双虚，面颊及四肢末端发绀，提示有明显血瘀证。临床表现为气短不能平卧，张口抬肩，病情危笃。对痰浊闭窍、神志朦胧、半昏迷及昏迷者，可加用芳香开窍之剂，如冲服安宫牛黄丸、紫雪丹等；对于神志清但水邪泛滥者，如见全身水肿、心悸，应采用健脾利湿及温阳利水方剂，如苓桂术甘汤或五苓散等，方中可重用车前子，用量可至 60g，但忌用峻泻药（大戟、芫花、甘遂等），水肿严重者亦可适当加用西药利尿剂。同时对有低氧血症、高碳酸血症，持续低流量给氧，仍不能改善者，应加用无创持续正压机械通气。对于病情危重者，在原辨证论治基础上可加用对应的抗生素。喉中痰鸣，喘促、发绀严重者，加用激素及中药活血化瘀剂，同时加强监护，争取使患者转危为安。总之，采取中西医结合治疗无疑是正确的方法。

### （二）肺心病舌诊的初步研究

在我国最早的经典医书中就有关于舌诊的记载，《素问·刺热》云："肺热病者，先淅然厥，起毫毛，恶风寒，舌上黄，身热，热争则喘咳，痛走胸膺背。"《素问·脉要精微论》云："心脉搏坚而长，当病舌卷不能言。"可见凡是人体内部的变化，如脏腑的虚实、津液的盈亏、病情的深浅、气血的盛衰，均可客观地反映在舌象的变化上。许老率领的研究团队对肺心病患者进行了舌诊的初步研究。许老的研究系统观察了肺心病患者舌质、舌苔与血气分析、电解质、辨证分型及预后的关系。

#### 1. 舌质

紫舌就是舌质带紫蓝颜色，兼晦暗无光泽，如紫色稍淡称为淡紫舌，紫色深暗称为暗紫舌，紫暗中夹有绛色称为紫绛舌。许老认为紫舌的原因是肺心病反复感染，心肺功能下降，完全失去代偿能力，从而引起严重缺氧、二氧化碳潴留、静脉回流障碍、电解质紊乱。血气分析多为呼吸性酸中毒，少数合并代谢性碱中毒。紫舌的成因主要有三个方面。其一，热邪炽盛，已入营血，热灼阴液，致使精枯血燥，血行壅滞，难于循行；其二，肺心病患者多数有痰液宿饮，被热邪熏蒸，深蕴血中，所以不仅舌质晦暗，而且见面色不华；其三，肺、脾、肾气虚，不能推动血液循行而造成瘀血停滞。总之，紫舌提示热邪亢盛，气阴两伤，气血壅滞，而呈紫绛色，如《舌胎统志》一书指出"绛色者，火赤也，深红也，为温热之气蒸腾于膻中之候。故绛色者，神必不清，气必不正，为壮火食气，气乱则神昏是也"，说明绛色意味着病势凶险。

红舌一般系指舌色鲜红或深红。许老认为，红色舌质意味着营分有郁热，但是热邪程度有深浅轻重之别。热邪深重者舌质红绛；热邪轻浅者舌质鲜红。红舌可在以下情况出现：肺心病感染较重，且病程漫长者；在治病过程中使用利尿药，脱水严重而引起钾、钠、氯丢失者；使用呼吸机，缺氧及二氧化碳潴留有所好转者。红舌或淡红舌的患者比暗紫舌和紫绛舌患者的症状稍轻，或可说明患者的感染得到控制，心肺功能有所改善。

2. 舌苔

舌苔对诊断肺心病有着重要的意义。许老认为，舌苔主六腑。

（1）薄白苔。本为正常舌苔，而肺心病患者的薄白苔较正常薄白苔为干，称为薄白干苔，说明肺心病系津气两伤，气虚无以化津，津少无以润苔。

（2）薄黄苔。说明表邪入里化热，热邪与浊气蒸腾上升，则舌苔由白色转为黄色。

（3）白腻苔。为脾阳不振、饮食停滞或痰饮集结肠胃，郁而化热的表现。

（4）黄腻苔。为痰液宿饮与热邪相搏之象，表示热邪与痰涎湿浊胶着为患。

（5）光苔。如舌面光滑如镜，则指示胃无生发之气，此乃胃津气衰之象，或病已累及心肾，阴液枯竭。总之，光苔提示病势笃重。

3. 预后

（1）暗紫舌。说明患者多半合并呼吸性酸中毒，舌苔多为黄腻苔，分型多属心脾肾阳虚型。经积极治疗，预后尚可。

（2）紫绛舌。指示患者除有呼吸性酸中毒外，部分还合并代谢性碱中毒，但舌苔改变与病情不一致，分型多属心脾肾阳虚型。若属痰浊闭窍、元阳欲绝及热瘀伤络型，预后不佳。

（3）红绛舌。虽然有不同程度的酸碱平衡障碍，但多数患者经过治疗，氧分压有所上升，二氧化碳分压有所下降。舌苔薄白或黄腻，分型多属心脾肾阳虚型，预后尚好。

（4）淡红淡紫舌。血气分析均属正常范围，分型多属肺肾气虚外感型，预后良好。

总之，本病在发作期的治疗，许老强调温肺（清肺）化痰，兼以活血解毒，辅以扶正固本；在缓解期时，强调扶正固本，配合活血解毒祛痰。过去认为，在急性发作期邪盛标实，虽有本虚亦不能用补药，如黄芪、党参、西洋参、人参之类，顾虑此类药碍邪外出。许老经过多年的临床实践发现，对许多患者在急性发作期即予以人参、西洋参、黄芪、党参，未见有碍邪外出之弊，反见有使患者中气较足、咳痰有力、汗出减少、食纳增加、感冒次数减少之利。这个结果可能与党参、人参、西洋参等补气药能提高肺的宣发功能，加强卫气固表、抗御外邪能力有关。因此，在急性发作期症状稍见缓解，即加用扶正固本药物，对于提高机体的抗病能力、加速症状缓解、促进康复是有益的。

## 四、祛痰经验

"痰"作为症状首见于《神农本草经》中，是慢性阻塞性肺疾病的常见临床表现之一，又是其病因病机。痰的生成责之于脏腑功能失调，津液输布障碍。脏腑功能失调主要见于肺、脾、肾三脏。如肺失宣发肃降，通调水道功能减退，津液输布失常，停聚为痰；脾失运化，痰浊内生，上干于肺。《黄帝内经》云："饮入于胃，游溢精气，上输于脾，脾气散精，上归于肺，通调水道，下输膀胱，水精四布，五经并行。"此为水液代谢的基本规律。《医学从众录》有言："痰之本，水也，源于肾；痰之动，湿也，主于脾；痰之行，气也，贮于肺。"外感病之病位在肺，肺气失于宣降，则痰液遂起。慢性咳喘病虽病位初在肺，但脾为肺之母，"脾为生痰之源"，肾为水之下源，"肾为生痰之本"，肺病既久，涉及脾肾，或脾肾素弱，健运失常，气化失司，痰液由生。痰分为有形之痰和无形之痰，气道管壁炎性浸润，黏液分泌增多，此为有形之痰；痰饮留于经络、脏腑，出现胸闷、心悸、神昏谵语等症，此多为无形之痰。痰液已成又是本病反复发作、迁延不愈的重要原因之一。

痰是本病的重要致病因素，也是其重要的病理产物。在本病发作期，患者咳嗽、咳痰、喘憋症状较重。就临床观察来看，咳痰的患者所占比例较大，因此，本病早期表现以痰浊为主，久延痰从寒化则成饮。饮留上焦，迫肺则咳逆上气，凌心则心悸气短；痰湿困于中焦，则纳减呕恶，脘腹胀满，便溏；饮溢肌肤，则水肿，尿少；饮停胸胁，而为悬饮之类。痰郁化热，则可形成痰热证；痰浊阻肺，肺气郁滞，治节失司，心脉不利，则血郁为瘀。病久势深，肺气虚衰，不能治理调节心血的运行，心气、心阳虚衰，无力推动血脉，故停留为瘀；痰夹瘀血遂成窠臼，伏着于肺，气还肺间，成为发病的夙根。

许老将痰分为寒痰、热痰、燥痰、湿痰、风痰、顽痰、虚痰。根据痰的病理性质不同，用药别具匠心。

## （一）寒痰

痰之清稀者也。由外感致病，每因触冒风凉、风寒之气使然，多伴有恶寒重，或发热，头部抽痛，咽痒，鼻流清涕，口不渴，尿清长，舌淡，苔白，脉浮紧等症状；也可由脾肾阳虚引发。寒者温之，许老常用小青龙汤、三拗汤、射干麻黄汤、苓桂术甘汤主之。药用麻黄、桂枝、杏仁、半夏、陈皮、细辛、射干、干姜等品。

牡荆是许老与其他单位合作筛选出的止咳化痰药。文献记载，牡荆"苦温无毒，除骨间寒热，通利胃气，止咳逆下气""除风热，开经络，导痰涎"。其叶、茎、根均入药。实验结果表明，牡荆叶油和子油均有明显的祛痰作用和一定的镇咳作用。通过多中心临床试验对 1019 例慢性气管炎患者进行临床观察，得出以下结论。①牡荆挥发油对慢性气管炎有较好的近期疗效，其有效率均在 90% 左右，显效率均在 60% 左右，且具有一定的远期疗效。其中一个研究中心随访了曾接受牡荆挥发油治疗的部分患者，发现在停药 10 个月以后，患者病情稳定率为 46.6%。②牡荆挥发油剂量小、起效快、无明显不良反应，仅少数患者在服药后出现口渴、咽部干燥和胃部不适，不需要特殊处理，在几天之内一般可自行消失。③牡荆挥发油的主要成分——β-丁香烯也有较好的疗效，其显效率与原油比较，无明显差异；低沸点部分和氧化物对慢性气管炎的疗效总有效率也不低于原油，但显效率较差。④各复方组与单方组比较，其总疗效无明显差异，但加对型药①的复方对改善患者的全身状况疗效较好。⑤地区和气候条件对疗效无明显影响，病程、病型、性别、年龄与疗效未见有明显的规律性，加大剂量能否提高疗效尚待进一步观察。

---

①对型药：肺虚咳痰型加黄芪、沙参；脾虚痰湿型加苍术、知母；肾虚喘息型加淫羊藿、枸杞子。

临床研究表明，患者接受牡荆制剂治疗后，随着症状的好转，痰一般由脓性变为黏性，由稠变稀，用简化毛细吸管测定法测得的痰液黏度有明显降低。通过用偏光显微镜观察痰涂片，发现治疗后痰液酸性黏多糖纤维的含量明显减少，形态由长而粗的束状变为短而细的丝状，提示牡荆挥发油的祛痰原理，可能与其裂解酸性黏多糖纤维的作用有关。同时，患者痰内中性粒细胞和纤毛柱状上皮细胞也明显减少，说明气管、支气管的炎症反应和黏膜上皮细胞受损的程度也有所减轻。但是，对于有明显感染的肺热型患者，中性粒细胞减少的程度不明显。因而可以推知，牡荆挥发油制剂使炎症反应程度减轻的机制，可能不是直接消炎，而是通过使痰液变稀，易于咳出，减轻支气管阻塞，从而减轻局部炎症，促进黏膜的修复。

在慢性气管炎局部症状改善的同时，机体反应性也有明显的变化。组胺与过敏反应有密切的关系。患者治疗前痰中组胺的平均含量较健康人为高，说明患者呼吸道相对地处于过敏状态，但经治疗后一般都有所降低。尿 17 - 羟类固醇和尿 17 - 酮类固醇，在治疗过程中一般都逐步上升。此外经穴皮肤电阻测定表明，治疗后各经穴位的皮肤导电量普遍升高，各穴左右失衡情况有明显好转；免疫学测定发现，经叶油加对型药的复方治疗后的淋巴母细胞转化率和玫瑰花结形成率都接近于健康人水平；生化检测结果表明，经叶油加对型药的复方和叶油低沸点部分治疗后的患者的人血白蛋白有明显升高。可见，牡荆挥发油一方面明显地减轻气管炎的局部症状，另一方面对机体反应性，如过敏、免疫反应和肾上腺皮质功能状态，也有一定的调整和改善作用。

### （二）热痰

痰之黄稠、臭秽者也。多因贪食辛辣炙煿之品，重衣厚褥，及天气干燥、炎热所致。症见烦躁，发热，头面烘热，咽痛，懊忱，怔忡，便干溲赤，舌红，苔黄，脉滑数。热者清之。治疗热痰，许老常用芦根、黄芩、黄连、清半夏、胆南星、天花粉、栀子等，许老认为"天花粉主治膈上热痰"。方有千金苇茎汤、清金化痰汤、小陷胸汤等。

医案

韩某，男，76 岁。2010 年 10 月 20 日初诊。患者诉咳嗽、喘息反复发作10年余，7天前受凉后加重。患者曾多次在西苑医院住院治疗，诊断为慢性阻塞性肺疾病，间断服用茶碱类药物及中药治疗。现咳嗽，喉中大量黄黏痰，不易咳出，身热口干，胸闷胸痛，动辄喘息，时有头晕、乏力，大便干燥，舌红，苔黄腻，脉弦滑。精神弱，桶状胸，听诊双肺呼吸音粗，可闻及散在湿啰音。胸片示：慢性支气管炎，肺气肿。

**中医诊断：** 肺胀。

**西医诊断：** 慢性阻塞性肺疾病。

**辨证：** 痰热壅肺。

**治则：** 清热化痰，肃肺平喘。

**方药：** 定喘汤合小陷胸汤加减。

| | | | |
|---|---|---|---|
| 炙麻黄 10g | 黄 芩 12g | 杏 仁 10g | 桑白皮 15g |
| 炙百部 12g | 紫 菀 15g | 款冬花 15g | 射 干 12g |
| 白 果 12g | 瓜 蒌 30g | 半 夏 10g | 板蓝根 20g |
| 地 龙 15g | 穿山龙 30g | 陈 皮 15g | |

复诊时，患者咳嗽症状好转，咳痰量减少，喘憋气短较前减轻。舌红，苔黄，脉弦滑。

**方药：**

| | | | |
|---|---|---|---|
| 炙麻黄 10g | 杏 仁 10g | 生石膏 20g | 甘 草 10g |
| 百 部 12g | 紫 菀 15g | 款冬花 15g | 射 干 12g |
| 白 果 12g | 瓜 蒌 30g | 半 夏 10g | 地 龙 15g |
| 生黄芪 20g | 防 风 15g | 炒白术 12g | 生 地 15g |
| 百 合 12g | 麦 冬 15g | 玄 参 15g | |

7剂后患者诸症明显好转。

> **按：**《诸病源候论》指出："久咳嗽者，是肺气极虚故也。"患者久咳必伤及肺脏，肺气亏虚，卫阳受损，每感触外邪，咳喘日重；肺气既虚，宣发肃降失司，致使津液凝聚为痰，郁而化热，故见痰黄便干、口燥咽干、舌苔黄腻等症。故以清肺化痰为法，痰热去则肺气宣降。本案用定喘汤合小陷胸汤加减化裁，纵观其方，定喘汤能清热化痰、肃肺平喘。方中麻黄、黄芩、桑白皮、板蓝根宣

肺清热止咳，兼清外感余邪；百部、紫菀、款冬花、白果等润肺止咳，正合肺之喜好；瓜蒌、半夏、陈皮等祛胸中痰热；穿山龙、地龙通络止咳平喘。上药共奏清热化痰、肃肺止咳平喘之功。复诊时，咳嗽已好转，痰少，"缓则治其本"，去原方中板蓝根，合玉屏风散，加生地、百合、麦冬、玄参益气养阴，清热润肺，以求巩固。

### （三）燥痰

痰之艰涩而难出者也。多由肺燥或肺肾阴亏灼津所致。症见咳嗽痰少而黏连成丝，不易咳出，或痰中带有血丝，或痰少咳出如米粒，色白质黏，或兼有面色枯白，皮干毛燥，口干咽干，舌干少津起刺等。燥者润之为法。许老常用清燥救肺汤、养阴清肺汤、百合固金汤、桑杏汤、杏苏散等治疗。肺燥者常用贝母、枇杷叶、百合、桑叶；胃燥者用麦冬、沙参、天花粉、知母；肾阴亏虚者则用生地、阿胶珠、山萸肉等。

医案

付某，男，69 岁。2009 年 7 月 18 日初诊。既往有高血压、冠心病病史。患者诉咳嗽、咳痰反复发作 30 余年，加重 15 天。患者于 30 余年前无明显诱因出现咳嗽、咳痰，之后每因天气变化或感冒受凉后即出现咳喘、咳痰症状。15 天前因受凉咳嗽复发，痰不易咳出，痰中带血丝，口干，不喜凉饮，咽燥，鼻干眼涩，胸闷气短。慢性病面容，皮肤干燥，口唇发绀，双肺未闻及明显干、湿啰音。舌暗红，苔白，脉沉细。

**中医诊断：**肺胀。

**西医诊断：**慢性阻塞性肺疾病。

**辨证：**阴虚肺燥。

**治则：**滋阴润肺，祛痰止咳。

**方药：**百合固金汤合桔梗杏仁煎加减。

| | | | |
|---|---|---|---|
| 南沙参 15g | 麦 冬 15g | 百 合 15g | 玉 竹 15g |
| 当 归 15g | 生 地 15g | 熟 地 15g | 桔 梗 10g |
| 杏 仁 10g | 浙贝母 15g | 冬瓜仁 15g | 鱼腥草 30g |

金荞麦 20g　　阿　胶 10g（烊化）

10 剂后诸症好转，服百令胶囊巩固疗效。

> **按：**《诸病源候论》谓："久咳嗽者，是肺气极虚故也。"久咳必伤及肺脏，肺气亏虚，复感外邪，风寒袭肺，入里化热，热灼津液成痰，痰热互结。痰阻于肺，热伤肺络，故见咳嗽，痰黏不易咳出，痰中带血丝，口干咽燥。此案中百合固金汤合桔梗杏仁煎可滋阴养血，清肺化痰，止咳平喘。方中百合、生地、麦冬、南沙参、玉竹、鱼腥草、金荞麦等养阴而润肺，清热而保肺；当归、阿胶养血，兼能平喘；浙贝母、冬瓜仁、桔梗、杏仁祛痰止咳平喘。处方共奏养阴清热、祛痰止咳平喘之功。

### （四）湿痰

痰之滑而易出者也。多由外感湿邪或嗜食甘甜油腻，脾气亏虚所致。症见咳嗽反复发作，咳嗽重浊，痰多易咳出，色白或黄，因痰而嗽，痰出咳平，痰黏腻或稠厚成块，色白或带灰色，每于早晨或食后咳甚痰多，进甘甜油腻食物则加重，倦怠喜卧，胸闷，脘痞、呕恶、食少，大便时溏，舌苔白腻，脉濡滑等。湿者燥之，应以燥湿健脾为主，许老善用苍术、白术、半夏、胆南星、竹茹、黄芪等，并认为法半夏专治湿痰。方有二陈汤类方、三子养亲汤、六君子汤等。痰稀量多者，许老常用苓甘五味姜辛汤、五苓散等方。

**医案**

陈某，男，71 岁。2011 年 8 月 20 日初诊。患者诉喘憋反复发作 10 年，加重 10 天。患者 10 天前受凉后出现喘憋、气短，不能平卧，动则加重，咳嗽、咳白痰，容易咳出，乏力，时有心悸、头晕，进食油腻则咳喘加重。神清，精神弱，桶状胸，听诊双肺呼吸音粗，左下肺可闻及明显的干、湿啰音。心脏向左扩大，四肢水肿。舌暗红，苔黄厚，脉弦滑。

**中医诊断：**肺胀。

**西医诊断：**慢性阻塞性肺疾病。

**辨证：**痰湿蕴肺。

**治则：**燥湿化痰，健脾益气。

**方药：**六君子汤合小陷胸汤加减。

| | | | |
|---|---|---|---|
| 党　参20g | 茯　苓15g | 白　术15g | 甘　草10g |
| 半　夏15g | 陈　皮15g | 黄　连5g | 瓜　蒌20g |
| 苍　术10g | 厚　朴15g | 车前子30g | 通　草3g |

复诊时患者诉咳喘症状好转，咳痰量减少，舌红，苔白，脉弦滑。继以祛湿化痰、健脾益气治之。前方加杏仁10g、薏苡仁30g、白蔻仁20g、生黄芪20g。继服7剂后，病情明显好转。

> **按：**本案患者喘咳气逆，倚息难以平卧，胸满闷窒，面目肢体水肿，尿少，时有心悸、乏力，一派脾肾两虚之象。许老方用六君子汤合小陷胸汤加减，以燥湿健脾、利水消肿为法而取效，可谓另辟蹊径。患者痰多，壅塞胸中，致咳逆倚息不得卧。痰者，湿也，如《医学入门》所谓"湿乘肺咳，则身重……洒淅"，湿阻脾肾，脾失运化，肾失气化，共致水液代谢失常，上凌心肺而为喘，外溢肌表而为肿。湿邪内蕴，日久化热，故见舌脉热象。治病当治其本，谨守病机，此案湿邪为患，当以化湿为主。方用六君子汤合小陷胸汤加减，以健脾益气、清热祛痰，兼以宣畅气机；复诊时加以性平之杏仁、薏苡仁、白蔻仁、黄芪补肺脾之气兼畅三焦气机。全方燥湿化痰，止咳平喘，兼补益肺脾。湿证既解，余证自消。

### （五）风痰

许老认为，风痰不仅表现为痰扰肝经的症状，在呼吸系统疾病中也很常见，表现为痰液清稀且呈泡沫状，每因外触风邪使然，多伴有巅顶痛、咽痒、鼻流清涕、气管挛急发痒作咳、舌淡、苔白等症状。风宜消之、散之。许老常用止嗽散、过敏煎加息风止痉之品，如地龙、蝉蜕、僵蚕等虫类药。虫类药为息风、搜风之要药，其性多燥，临床应用时许老多配伍养血滋阴药如当归、地黄等。息风止痉之功用非虫类药所独有，其他中草药也同样具备，如穿山龙、钩藤等。

## 医案

郑某，女，66 岁。2010 年 2 月 19 日初诊。患者诉咳嗽，咳泡沫痰加重 3 个月。患者慢性阻塞性肺疾病病史 10 余年，平素体虚易感。3 个月前感冒后出现咳嗽，咳白色泡沫痰，每遇受凉或闻到刺激性气味后症状加重，咳嗽夜间尤甚，甚至彻夜咳嗽，不能平卧，影响睡眠，曾在外院查血常规、胸片均未见感染征象，服用复方甘草合剂及中成药治疗，效果不佳，症状时轻时重，遂求诊于许老。患者咽干、咽痒，咳嗽，咳白色泡沫痰，咳嗽剧烈时伴有呕逆，夜间咳嗽影响睡眠，晨起打喷嚏，鼻流清涕，纳食可，二便调。舌淡，苔薄白，舌边有齿痕，脉弦细。

**中医诊断：** 肺胀。

**西医诊断：** 慢性阻塞性肺疾病。

**辨证：** 风痰蕴肺，肺失宣肃。

**治则：** 疏风祛痰，宣肺止咳。

**方药：** 止咳散合过敏煎加减。

| 桔　梗 12g | 防　风 12g | 生甘草 12g | 白　前 15g |
| 炙百部 15g | 炙麻黄 10g | 杏　仁 10g | 陈　皮 15g |
| 紫　菀 15g | 法半夏 10g | 荆　芥 10g | 钩　藤 10g |
| 柴　胡 10g | 乌　梅 6g | 蝉　蜕 6g | 地　龙 10g |

二诊时，患者诉服上方后咳嗽、咳痰较前明显减轻，咽干、咽痒症状缓解，夜间可安静入睡，自觉口干渴，遂于上方加百合 12g、麦冬 12g，继服 7 剂。电话随访，患者病情已控制。

> **按：** 方中麻黄辛温，祛风缓急，宣肺平喘；地龙咸寒，息风解痉而定喘。麻黄与地龙相配，一宣一降，相得益彰，为治风痰的要药。荆芥可祛风解表，蝉蜕甘寒，体轻性浮，宣肺缓急。紫菀、百部可润肺降逆止咳，为止咳要药。根据《黄帝内经》理论，"肺欲收，急食酸以收之"，方中配用酸温的乌梅，缓急以定喘，乌梅与麻黄相伍，一宣一敛，相反相成，既可制约麻黄发散太过，也可防止闭门留寇，共奏祛风宣肺、缓急降气之功。风痰为外因所致者，多属风邪犯肺，致肺气上逆甚至肺气郁闭，常表现为咳嗽、胸闷、

气喘反复发作，病势缠绵；为内因所致者，多源自肝木。厥阴肝木，多与"风气"相关，在五气中本就与风气相对。防风味辛甘性温，入肝经，可祛风解痉；钩藤性甘微寒，归肝、心包经，可平肝清热，息风止痉；而乌梅敛肝，伍柴胡、钩藤疏肝，一敛一疏以平肝气。

### （六）顽痰

顽痰坚结胶固，吐咳难出，阻塞于气道，咳喘间作，多见于重度慢性阻塞性肺疾病、年老体弱咳痰无力者。许老认为在治疗时除用软坚散结的药物，如海浮石、代赭石、龙骨、牡蛎之外，还须加一些润肺滋阴之品，如天冬、麦冬、沙参、川贝母等；在临床处方治疗顽痰时，许老还常加用活血解毒之品，如川芎、当归、三棱、莪术、金银花、板蓝根等。

医案

刘某，男，68岁。2008年12月23日初诊。患者诉活动后气短反复发作近30年，加重伴咳嗽、咳痰1个月就诊。患者于30年前无明显诱因出现气短，活动后加重，后确诊为慢性阻塞性肺疾病。近1个月来气短逐渐加重，稍活动则喘促气短，伴有咳嗽剧烈，咳痰不易出，痰出则舒，舌淡质暗，苔白，脉弦滑。肺部CT检查示：双肺慢性支气管炎改变，其内可见小片状密度增高影。肺功能检查示：重度阻塞性通气功能障碍，弥散功能重度减退。

**中医诊断：**肺胀。

**西医诊断：**慢性阻塞性肺疾病。

**辨证：**顽痰蕴肺，瘀阻肺络。

**治则：**豁痰宣肺止咳，活血通络平喘。

**方药：**二陈汤加用软坚化痰、养阴活血之品。

| | | | |
|---|---|---|---|
| 海浮石 20g | 代赭石 20g | 法半夏 10g | 陈 皮 15g |
| 茯 苓 15g | 生甘草 12g | 炙麻黄 10g | 杏 仁 10g |
| 射 干 12g | 穿山龙 30g | 丹 参 20g | 川 芎 12g |

生　地20g　　麦　冬12g　　百　合10g

二诊时患者咳嗽有所减轻，气促稍减，痰较前易咳出，续服14剂。三诊时患者偶有咳嗽，仍有活动后气短、乏力等症，上方去麻黄、丹参，加党参12g、白术12g。之后随证加减，调治半年余，患者活动后气促明显减轻，无咳嗽，未感冒，可以参加一般性体力活动。

> **按：** 本案患者之重度慢性阻塞性肺疾病，乃脏腑亏虚，痰瘀互阻所致。海浮石清肺化痰、软坚散结，《本草便读》谓其清金利咳，咸寒润下，其色白、味咸，化痰清肺是其所长。代赭石降逆平喘。二陈汤加生地、百合、麦冬三药以滋肺肾之阴，兼制半夏之燥。《本草经疏》曰："百合得土金之气，而兼天之清和，故味甘平"；"入手太阳、阳明，亦入手少阴"；"甘能补中，热清则气生，故补中益气。"《本草汇言》曰："麦门冬，清心润肺之药也。"全方有清有润，以润助清。

### （七）虚痰

此为脏腑之气亏虚所致之痰。《景岳全书·杂证谟》言："不可攻者，便是虚痰。"虚痰主要包括脾气亏虚和肺脾气虚之湿痰，肺肾阴虚之燥痰，以及脾肾阳虚之寒痰。脾虚不能运化水湿，聚湿成饮，饮凝成痰，痰饮内停，脾虚不能布散津液于肺，而是将痰饮上渍于肺，症见痰多气短自汗，神疲乏力，肢倦懒言，舌淡嫩，苔白，脉弱。治宜健脾益气，顾护胃气，如《景岳全书》云："人之自生至老，凡先天之有不足者，但得后天培养之力，则补天之功，亦可居其强半，此脾胃之气所关乎人生者不小。"治以香砂六君子汤、玉屏风散合二陈汤加味。肺肾阴虚多见于久病咳喘或年老阴虚之人，以及房劳过度之青壮年，或见于热病后期，燥热伤阴，症见咽痛咽干，音哑口燥，痰少或无痰，甚至痰中带血，腰膝酸软，颧红潮热，骨蒸盗汗，舌红少苔，脉细数等。百合固金汤是许老常用方剂。脾肾阳虚多因久病耗气损伤脾肾之阳气，症见畏寒肢冷，神疲膝软，小便频数，余沥不尽，或夜尿多，舌质淡胖而有齿痕，苔白滑，脉沉缓等。金匮肾气丸是许老常用的主方。另外，许老认为，正气虚亏易致虚痰反复发生。故治宜长期调理，以健脾益气善后，以杜绝生痰之源。正如张景岳所言，"善治痰者，惟能使之不生，方为补天之手"。常用六君子汤，若兼肾虚则用地黄汤。

医案一

胡某，男，67岁。2011年5月17日初诊。患者诉咳嗽、咳痰10余年，加重3天。患者有慢性支气管炎病史10余年。3天前无明显诱因出现咳嗽，咳痰白稀且不易出，当时未系统治疗。刻下症见：咳嗽，咳痰白黏，不易出，胸闷，动则气短，食少纳呆，倦怠乏力，眠差，小便可，大便稀溏。桶状胸，双肺呼吸音粗，可闻及少许干、湿啰音。舌淡、边有齿痕，苔薄白，脉沉细。胸片示双肺透过度增加，肋间隙增宽，肺纹理增粗、紊乱。

**中医诊断：** 肺胀。

**西医诊断：** 慢性阻塞性肺疾病。

**辨证：** 肺脾气虚，痰湿壅肺。

**治则：** 益气健脾，祛痰止咳。

**方药：** 玉屏风散合六君子汤加减。

| | | | |
|---|---|---|---|
| 生黄芪 20g | 防 风 15g | 炒白术 12g | 党 参 15g |
| 茯 苓 12g | 甘 草 10g | 麻 黄 10g | 杏 仁 10g |
| 法半夏 10g | 陈 皮 15g | 穿山龙 20g | 射 干 12g |
| 白 果 12g | 山 药 15g | 前 胡 15g | 紫 菀 15g |
| 款冬花 15g | 板蓝根 20g | 薏苡仁 30g | |

复诊时，患者诸症好转，原方再服7剂，症状基本控制。

> **按：**《杂病源流犀烛》云："肺不伤不咳，脾不伤不久咳，肾不伤火不炽，咳不甚。"久病咳喘，肺、脾、肾虚，正气受损，卫外不固，而"卫气根于下焦，滋养于中焦，宣发于上焦"，治当顾护三焦，益气补肺化痰。此案中玉屏风散益气固表，敛肺止咳；六君子汤健脾祛痰，固护中焦；麻黄、白果、射干宣肺定喘；前胡、紫菀、款冬花化痰止咳；大量党参、黄芪、山药、薏苡仁益气，脾肺并补，为治本之品。全方益气补肺化痰，兼顾调补肺脾。

医案二

王某，男，80 岁。2012 年 6 月 22 日初诊。患者嗜烟，吸烟 20 余年，每日 20 支。已戒烟 2 年。既往因肺脓肿行左肺切除术，否认高血压、冠心病、糖尿病等慢性病史，否认肝炎、结核等传染病史。否认过敏史。患者诉慢性支气管炎病史 30 余年，近 1 周来活动后气短、痰多。近 1 周患者受凉后出现气短、喘憋，动则喘甚，胸闷、心悸，咳嗽，咳白痰，痰量少，易咳出，乏力，自汗畏风，心中烦热，口干咽燥，面色潮红，平素易感冒，纳眠可，二便调，夜间不能平卧，舌淡、边有齿痕，苔薄白，脉沉细弱。胸片：双肺纹理增粗、紊乱。

**中医诊断**：肺胀。

**西医诊断**：慢性阻塞性肺疾病。

**辨证**：气阴两虚。

**治则**：益气养阴，止咳平喘。

**方药**：玉屏风散合生脉饮加减。

| | | | |
|---|---|---|---|
| 生黄芪 20g | 防　风 15g | 炒白术 12g | 太子参 20g |
| 五味子 15g | 麦　冬 10g | 陈　皮 15g | 半　夏 10g |
| 炙百部 12g | 紫　菀 15g | 川贝母 6g | 茯　苓 12g |
| 板蓝根 20g | 款冬花 15g | | |

10 剂后病情明显好转。

> **按**：许老对肺脾气虚、咳嗽迁延不愈者，常加入玉屏风散，多获佳效。玉屏风散由元代医家危亦林创制，是益气固表的经典方剂，由黄芪、白术、防风三味药组成。黄芪、白术系君臣合用，可使气旺表实，再配防风解表疏风，为补中有散、散中有补之意，共收益气固表、扶正止汗、祛邪御风之效。肺失通调，脾不运化，皆可使痰饮作祟，朱丹溪有"哮喘专主于痰"之说，加之中医常言"善治痰者，必先治气"，用治痰基本方二陈汤以燥湿化痰、理气和中，使痰消喘平；太子参、麦冬、五味子补益气阴；川贝母、麦冬养阴生津，兼制半夏之燥；紫菀、百部、款冬花润肺止咳化痰。全方益气养阴，兼能祛痰止咳。板蓝根清热凉血、解毒利咽。

总之，关于痰证，须分析滋生痰涎的因素，辨别痰的性质，采取"抑源畅流，顺势而为"的方法。"抑源"就是抑制痰液的分泌来源，例如，因外感风邪引起的痰多，给予疏风解表剂；由脾虚湿盛而发者，给予健脾化湿剂。"畅流"就是加强气道的排痰功能，使已经分泌的痰涎易于咳吐，使气急、胸闷等症状缓解。同时要使感染易于恢复，或减少感染机会。

## 五、注重益气活血解毒

本病向其他脏腑的传变方向历来被认为是"病位在肺，继则影响脾肾，后期及心"，许老认为这是从上焦向中焦和下焦的纵向传变过程。但该病很早就出现心气虚证，如动则喘息气短、呼吸困难、心悸等，同时血瘀证也很早就存在，后期多表现为严重的发绀；另外，心主神明之职亦有失司的征象，患者出现睡眠紊乱、嗜睡、昏迷等。因此，该病还存在着由肺及心的横向传变，这一传变的发生可能与宗气的功能有着密切的关系。

《灵枢·邪客》说："宗气积于胸中，出于喉咙，以贯心脉而行呼吸焉。"这是宗气学说最重要的理论基础。归纳起来，宗气的主要功能有两个方面，既助肺之呼吸，又推动心脉运行，是心肺活动的原动力。宗气对人体精神、神志也有着重要的作用。宗气燮理心肺功能，肺主气、心主血，宗气推动了心肺功能的运行。故喻嘉言说："五脏六腑、大经小络，昼夜循环不息，必赖胸中大气斡旋其间，大气一衰，则出入废，升降息，神机化灭，气立孤危矣。"《灵枢·刺节真邪》云："宗气不下，脉中之血凝而留止。"故宗气功能正常是气血运行通畅的必要条件，如果宗气不足，血脉就会出现瘀滞。故张锡纯称宗气"不但为全身诸气之纲领，并可为全身血脉之纲领"。

慢性阻塞性肺疾病的肺气虚弱也必然会引起宗气的生成不足，气虚可以导致血瘀，气壅可以导致血滞，宗气的重要作用就是贯心脉而行气血。许老还指出慢性阻塞性肺疾病普遍有瘀血的表现。血瘀证还与脏腑虚衰密切相关。现代研究认识到，慢性阻塞性肺疾病的病理改变不仅局限在气道和肺实质，还存在于肺血管中，这种病理改变是以血管壁的增厚为特征的，这种增厚始于疾病的早期。内膜增厚是最早的结构改变，接着出现平滑肌增生和血管壁炎症细胞浸润。慢性阻塞性肺疾病加重时，平滑肌增生、蛋白多糖和胶原的增多进一步使血管壁增厚。慢性阻塞性肺疾病晚期继发肺心病时，部分患者可见多发性肺细小动脉原位血栓形成。这充分说明了肺胀病不仅仅是气分病，很早就会出现血分改变，血瘀证贯穿于疾病的始终。从藏象学说的观点来看，肺主气、心主血，肺朝百脉，全身血液都要经过经脉汇聚于肺，通过肺的呼吸运动，吸进自然之清气进行气体交换，然后通过心脏输布全身。

慢性阻塞性肺疾病的发生首先是肺气亏虚，气虚推动无力致肺络阻塞，肺经瘀血形成；其次，久病咳喘，外邪及痰浊闭阻，宗气不足，影响血液的正常运行，使心血及全身血液流行不畅，导致心不能主血脉，如《灵枢·刺节真邪》曰："宗气不下，脉中之血凝而留止。"肺气郁滞，心脉失畅而血瘀证形成，进一步导致疾病的进展。如《丹溪心法》说："肺胀而咳，或左或右不得眠，此痰挟瘀血碍气而病。"气的重要作用就是行血，气虚可以导致血瘀，气壅可以导致血滞。气行血的功能与肺主气和主治节的功能是密切相关的，即与肺气密切相关。

在本病发病过程中，"痰"和"虚"是经典的病因病机，而患者缺氧，血液黏稠度增高，继而形成肺部微血栓，传统中医药学即将其归于"瘀血阻肺"的范畴。血瘀作为本病的病因病机之一，也得到了广泛共识。在此认识指导下，形成了益气活血和理气活血等系列治法。但是，慢性阻塞性肺疾病的一些临床特点，似难以只用"瘀""痰""虚"来解释。如在本病急性加重期表现为起病急、病情变化快，或直中脏腑、证候危重，某些重症患者可很快出现肺性脑病而昏迷；或慢性阻塞性肺疾病稳定期表现出缠绵难治、病情持续进展、肺功能进行性下降、肺气肿、肺大疱形成，并伤及多个脏腑等。这些临床表现的特点与中医"毒"邪致病的特点多有相似之处。因此，我们认为本病在"瘀""痰""虚"的基础上，还存在"毒"邪致病的病因病机。在临床实践中，根据传统中医学毒邪病因的认识，结合慢性阻塞性肺疾病现代病理的研究进展，许老提出瘀毒互阻是本病病因病机之一的假说。通过长期的临床观察表明，活血解毒方药在防治本病方面具有一定的临床疗效。

## 医案

曹某，男，73岁。2009年11月21日初诊。患者反复咳嗽、咳痰、喘促30余年。多次住院治疗，诊断为慢性阻塞性肺疾病。平素规律使用支气管扩张剂配合家庭氧疗，间断使用无创呼吸机。近半年来，活动耐力逐渐下降，吸氧及呼吸机使用时间逐渐延长。现间断咳嗽、咳痰，每日咳痰10余口，咳白色泡沫黏痰，动则气喘，神疲乏力，偶有胸闷，咳甚胸痛，善忘，纳可，眠差，二便正常，无发热。面色黧黑晦暗，唇甲青紫，肌肤甲错，舌紫而暗、有瘀斑，舌苔垢腻，脉涩。既往有吸烟史40余年。

**中医诊断：**肺胀。

**西医诊断：**慢性阻塞性肺疾病。

**辨证：**瘀毒阻络，肺气亏虚。

**治则：**祛瘀通络，益气解毒。

**方药：**

| 炙黄芪40g | 川　芎15g | 赤　芍15g | 当　归15g |
|---|---|---|---|
| 金银花12g | 黄　芩18g | 苏　子15g | 苏　梗15g |
| 丝瓜络9g | 半　夏10g | 杏　仁10g | 桔　梗10g |
| 桑白皮15g | 紫　菀12g | 款冬花12g | 甘　草10g |

复诊时，咳喘减轻，痰量减少，乏力减轻，无胸闷、胸痛，面色转好，发绀减轻，舌暗，苔腻，脉涩。守方继服14剂。药后诸症均减，活动耐力有所增强。

> **按：**在慢性阻塞性肺疾病的病因病机及临床表现中，存在毒和瘀的特征，且它们互为因果，相互转化和影响。在慢性阻塞性肺疾病患者气道有内生之毒续生，毒物不仅损伤正气，败坏形体，而且致瘀；正气不足，不仅易再次感邪和导致毒邪留滞肺络，加重病理损害，而且不能及时有效清除内生之毒。这样就形成恶性循环，使病情不断加重。因此，在慢性阻塞性肺疾病治疗时不仅要重视活血解毒，还应注意扶正。扶正应为治疗慢性阻塞性肺疾病之大法之一。总之，从瘀毒论治慢性阻塞性肺疾病是必要的，但临床运用时

宜辨证施治，辨明疾病轻重缓急及证候虚实，同时重视扶正祛邪原则在癌毒治疗中的作用，不可单用一方一法，如此方能使瘀祛气舒，毒消病安。

## 六、三分治肺，七分脾肾

本病基本病机仍是本虚标实。本虚以肺、脾、肾气虚为主，标实以痰滞、毒积、血瘀为主。不同阶段，由于本虚标实侧重不同，临床证型也不尽相同。但邪实与正虚互为因果，促使病情发展恶化。虽曰发时以标实为主、缓解期以本虚为主，但从病机演变总的趋势衡量，愈发必致正气愈虚。故老年、久病本虚患者，有时感邪之后，因正气虚衰，无力抗邪，外感寒热表证可不显著，但若近期内喘咳突然加剧，则应注意痰的色、质、量等变化，结合全身情况，综合判断。

发作期证治大多数只有控制症状，本病治疗关键在于缓解期的调护与证治，要特别注意两点：第一，因为此期无急迫症状，医者务必向患者说明坚持长期治疗的必要性，同时方药剂型要简便易服，便于坚持治疗；第二，要注意调寒温，加强营养，提高机体免疫力，预防感冒。治疗的目的在于加强患者身体素质，调节阴阳平衡等。具体治疗时或以益气固表为主，或以滋补脾肾为主，滋补之中，或注重于脾，或侧重在肾，又或以补阴为主，或以补阳为主。临证经验诸法皆可取，关键在于辨证论治、因人而异。以下为许老常用五法与相应方药。

### （一）益气固表法

此法适用于素体怕冷恶风，肤色红润，四肢欠温，多汗，脉、舌、二便如常而无热象者。方药常用玉屏风散加生龙骨、牡蛎、炒白芍、北五味子。阳在外为阴之使，阴在内为阳之守，玉屏风散益气固表，龙骨、牡蛎、白芍、五味子固精敛阳，相互为用，相得益彰，实为妙用。

### （二）益气活血法

由于慢性阻塞性肺疾病病程较长，反复发作，"久病必虚""久病必瘀"，故气虚血瘀证者较多见。治疗时可在辨证基础上如入益气活血药。可选择黄芪、党参、当归、川芎、赤芍等，益气活血，祛瘀通络。临床实验表明，活血药可改善血液流变学及组织供血，降低肺动脉压，对控制慢阻肺的病情发展有重要作用。

### （三）益气养阴法

此法即以益气生津养阴之品，补益气阴，用于慢性阻塞性肺疾病迁延期痰热日久伤及气阴，出现口干、盗汗、自汗、乏力、干咳少痰、舌红、花剥苔或少苔等症状之阶段。在应用清肺化痰药的基础上，佐以益气养阴之品，如沙参、百合、麦冬、生地、西洋参、生脉散等。

### （四）健脾燥湿法

此法适用于脾虚纳少便溏，体质瘦弱的患者。健脾多用六君子汤，重用运脾燥湿消痰之品，在临证时可加苏子、白芥子、炒莱菔子、厚朴。莱菔子理气消食运脾，与白芥子合用，直消窠臼伏饮；厚朴与杏仁合用，此乃仿仲景桂枝加厚朴杏子汤之意，为宽膈降气运脾之法。

### （五）补肾法

此法适用于无明显外邪而骤然易发，且多发于阴雨冬日的患者，或素有肢冷多汗，屡发屡止，越发越重之顽症者。下元虚寒者，当从肾入手。此证尚有腰膝酸软，头昏耳鸣，或腰背疼痛，遗泄便溏，或畏寒肢冷，天寒时更甚，舌淡嫩、边多齿痕，脉沉细无力等肾阳虚之表现。可予河车大造丸加味，加淫羊藿、巴戟天、紫石英等，以温养肺肾。若为脾阳有损，症见脘痞纳差，四肢倦怠，身困头昏乏力，或便溏，或带下，舌淡，脉虚弱濡细，则应从脾土求治。可予参苓白术散或六君子汤化裁，温补脾阳，以培土生金。若为元阴不足，金水不能相生者，症见腰膝酸软，寐差多梦，发脱齿摇，遗精，口干喜饮，夜间尤甚，舌红瘦多裂少苔，脉细数，应滋水清金，从肾阴入手。可予百合固金汤。若兼见痰湿，可予金水六君煎。若为胃阴不足，其证除肺之气阴不足之表现外，尚有胃脘嘈杂，烦热，口干喜饮，唇舌溃疡，手心灼热，便干溲赤，舌红苔薄黄乏津，脉细数等症。可予增液汤合沙参麦冬汤加五味子、百合等，滋胃阴以养肺阴。临证固然亦有素体（肾）阴虚，宜用固本丸2号者，不过十之二三；余多为肾阳虚的患者，即素体脾肾阳虚，故以温补肾阳为主，此为根本。从临床试验筛选古方，考究古今药理，习用固本丸1号，加紫河车意在补肾益精，其既补肾阳而又能敛阳，内含成分似激素，可增强免疫系统功能。在临证应用中，坚持服用数月而复发次数减少者，确非少数。

医案

郝某，男，69岁。2011年9月7日初诊。患者诉咳嗽、喘憋、气促反复发作20年，进行性加重。患者平素嗜烟，吸烟50余年，每日20支。20年前因气候变化出现咳嗽、喘憋，曾到当地医院就诊，经肺功能、胸片、肺CT检查确诊为慢性阻塞性肺疾病，具体治疗用药不详。此后症状反复发作，进行性加重。现患者喘息气短，呼多吸少，稍有活动即喘憋明显，咳嗽声低，胸闷，咳白痰，易出，痰中有泡沫或痰少黏稠，食少，体倦，汗出，后背冷，腰酸，夜尿频，眠差，二便调。舌体胖大、舌质暗，苔白，脉沉细。

**中医诊断：**肺胀。

**西医诊断：**慢性阻塞性肺疾病。

**辨证：**脾肾两虚，痰浊阻滞。

**治则：**益气固本，祛痰平喘。

**方药：**固本1号方合苏子降气汤加减。

| | | | |
|---|---|---|---|
| 炙黄芪15g | 白术10g | 防风10g | 党参10g |
| 茯苓15g | 甘草10g | 陈皮15g | 半夏10g |
| 当归15g | 桔梗10g | 前胡10g | 厚朴10g |
| 紫菀15g | 款冬花15g | 补骨脂10g | 紫河车10g |
| 生地18g | 熟地18g | | |

复诊时喘息气短症状明显好转，汗出、体倦减轻，嘱其长期坚持服用，再服数十剂后可轻微活动。

> **按：**《诸病源候论》云："久咳嗽，是连滞岁月，经久不瘥者也。"咳喘日久，损伤肺气，脾为肺之母，肺气久虚，累及脾胃，致水液代谢失常，津液凝聚为痰。脾气虚，运化失司，土不生金，致肺气更虚。咳喘反复发作，由肺及肾，导致肺、脾、肾俱虚，脏

腑阳气虚衰，痰饮内阻。此案用固本丸合苏子降气汤加减，共奏补气益肾、健脾固本、祛痰平喘之功。

临床实践中，本病虽不离乎肺，但若单从治肺着眼，难图显效，必须抓住证候要点。本病多数系感染诱发，但也有初起即喘咳气促，痰少，动则短气心悸，懒言，舌淡胖而净，脉细弱者。此肺、心、肾三脏俱虚之征。只宜补益，不宜宣肺化痰。可用生脉散合地黄汤加石斛、黄精、黄芪，去丹皮、泽泻、茯苓，以补益肺心肾，效果良好。临证应高度注意，此种喘咳之象绝非因外感诱发，若方中佐以宣肺化痰之品，则是虚其已虚，收效定差。此病的证情常常错综复杂，极少单纯，所以在治疗时当权衡虚、实、邪、正孰轻孰重，然后予以相应治法。

## 七、调脏助肺，以利治节

本病咳喘虽不离于肺，但也不止于肺。因肺朝百脉，主一身之治节，治肺不应，可从有生克制化表里关系之脏腑调治入手，以助肺金治节，而增治疗之效。

若由肝气郁结化火，逆而反侮刑金所致，此时单纯治肺多罔效，自当清肝泻火以保肺。肺与肝的关系主要表现在气机的调节上。肝气升于左，肺气降于右，在对人体气机调节方面，两者相辅相成。此证除咳嗽、胸闷、气急等肺系症状外，多见口干苦、两胁胀满或疼痛，或目赤多眵、舌红、苔薄黄、弦滑等，可予柴胡疏肝散或丹栀逍遥散加减。若再兼心烦易怒、便干、巅顶胀痛、脉弦滑数等，可予龙胆泻肝汤合泻白散，或黛蛤散合清金化痰丸，冀清肝火，降气逆，保肺金，复宣肃，则诸症悉减。若阳明热盛，大便秘结而致腑气不通，浊气上逆乘于肺，则会加剧肺气之壅塞，表现为痰、咳、喘等症状难以缓解，如《黄帝内经灵枢集注》所云："大肠为肺之腑而主大便，邪痹于大肠，故上则为气喘。"此时徒以清肺热化痰浊，必难断其源，必先投通腑泄热方以肺肠同治，上宣下通，因势利导，腑通邪去而肺气自复，治节有权，痰浊得以上下分消，而奏止咳平喘之效。许老认为肺与大肠经脉相通，构成表里关系，肺气正常宣降，有利于大肠的传导，同样大肠传导正常，腑气畅通，也有利于肺气的肃降。如果大肠实热，灼伤津液，大便秘结，腑气不通，必然影响肺气肃降而出现胸腹满闷、气短、气喘、呼吸不畅等症状。

许老临证常以麻杏石甘汤加承气汤类治疗本病，酌情加入清肺热药，如黄芩、栀子之类，或以桑白皮汤加入生大黄、芒硝等苦寒泻下之品，清下并用。腑气通利，咳喘自除。此时通腑应注意立足于"通"而不是"攻"。故治疗上可酌情选用调畅肠腑气机之药物，如厚朴、枳壳、桔梗、陈皮等，注重保持肠腑疏通，使邪有出路，肺气宣肃，则咳止、痰去、热清。若为实热老痰兼阳明腑实之危急重症，则可予清气化痰丸、小陷胸汤与承气汤类合用，以提高峻下之力。朱丹溪云："善治痰者，不治痰而治气。"临床运用本法时多中病即止，一旦临床症状有所缓解，应及时调整药物及用量，及时顾护脾胃之气，以防损伤后天之本，变生他证。若阴津不足，影响大肠的传导而出现便秘，许老常用沙参麦冬汤或竹叶石膏汤合润肠通便之药治疗，如郁李仁、麻子仁、火麻仁、瓜蒌仁等。此时通腑以"润"为主，甚至可适当选用清补肾阴之品，如生地、山萸肉、知母等，此乃"金水相生"之意，但切勿运用厚味滋腻补肾之品，如熟地、龟板、阿胶等。或因气虚推动无力，而致糟粕聚于肠腑，痰瘀毒邪难除，临床常用补肺汤合新加黄龙汤类，或合用六君子汤，既可补肺气之不足，又能使痰瘀毒邪有可出之路。同时，兼顾脾胃、调补肺气之时，注重益气健脾，即取"培土生金"之意，使正气充足，以利祛邪，兼防复发。

医案

刘某，女，58岁。1993年3月13日初诊。患者素有慢性阻塞性肺疾病病史20余年，平素反复发作咳喘、咳痰，兼见心悸气短、肢体水肿等症状。在当地医院诊断为慢性阻塞性肺疾病、肺气肿，心功能不全。1周前因感冒病情加重，经抗生素治疗，疗效不满意。现精神萎靡，面色晦滞，口唇青紫，咳喘胸闷，咳痰黄稠，呼吸困难，不得平卧，大腹胀满，大便干、数日未行，小便不利，舌胖紫，苔黄腻，脉滑数。

**中医诊断：**肺胀。

**西医诊断：**慢性阻塞性肺疾病。

**辨证：**痰热互结，腑气不通。

**治则：**清热化痰，通腑泄浊。

**方药：**麻杏石甘汤合小承气汤加减。

| | | | |
|---|---|---|---|
| 炙麻黄10g | 生石膏30g | 杏　仁10g | 瓜　蒌30g |
| 黄　芩15g | 厚　朴10g | 芒　硝10g | 大　黄10g |
| 葶苈子30g | 桑白皮20g | 苏　梗10g | |

服上方 1 剂，便通神清，喘满明显改善。原方去芒硝、大黄，服 1 剂，病遂缓解。后调理 1 周，平复如常。

> **按：**许老认为，患者久病咳喘，素有痰饮，复感风热，内舍于肺，痰热互结，肺气壅塞，肺失宣降。邪热内结，腑气不通，气机不利，升降失常，清阳之气不得上达，浊阴之气不得下降，清窍因缺清阳之气濡养，又被浊阴之气袭扰，故见上述诸症。肺与大肠相表里，二者通过经络相互络属，在完成生理功能方面相互配合。肺气肃降，大肠之气随之而降，以发挥其传导功能；大肠传导畅通，肺气才能和利。在病理情况下，二者常相互影响、互为因果。肺热壅盛、肺失清肃，或肺气虚弱、肃降无权，均可致大肠传导障碍；大肠实热壅塞不通亦可影响肺气肃降，使肺气上逆，而致喘促胸满等。

## 八、临床解惑

### （一）防治慢性阻塞性肺疾病反复急性发作

#### 1. 戒烟，改善居住环境

吸烟是导致慢性阻塞性肺疾病的重要原因。许老在采取治疗措施前，首先力劝患者戒烟，因为长期吸烟是本病的主要诱因，本病患者 80% 左右有吸烟史。现代生理学研究显示，30 岁以上的健康人，由于年龄关系第一秒用力呼气容积（$FEV_1$）每年下降 30ml，而吸烟者每年下降60ml，本病患者下降更多。戒烟是预防慢性阻塞性肺疾病最重要的措施，在疾病的任何阶段戒烟都有助于防止慢性阻塞性肺疾病的发生和发展。"吸烟有害健康"是公认的事实。吸烟一度被世界卫生组织定为导致人类死亡的第二大死因。然而时至今日，中国是世界上最大的烟草生产国和消耗国。中国吸烟者超过3亿，每年死于烟草相关疾病者超过100万。1986年和1999年美国国立卫生研究院及1992年美国环保署报告指出：被动吸烟可增加成人肺癌、心血管疾病和慢性阻塞性肺疾病发生的危险性，增加哮喘的发病风险，损害肺功能。世界卫生组织2008年预测，2030年之后每年将有1/3的吸烟男性死于烟草相关疾病，而其中的1/2死于65岁之前。流行病学研究显示，慢性阻塞性肺疾病组吸烟的人数显著地高于正常对照组。因此，宣传不吸烟及劝导吸烟者戒烟对慢性阻塞性肺疾病的防治至关重要。

改善居住环境成为防治慢性阻塞性肺疾病的又一重要环节。许老认为，改善居住环境，减少生物燃料使用，避免被动吸烟，对于降低女性慢性阻塞性肺疾病患病率有重要意义，尤其是在我国农村地区。现代流行病学研究结果表明，从来不吸烟的农村妇女，由于长期接触生物燃料烟雾，其慢性阻塞性肺疾病的患病率亦较高。非吸烟者暴露于生物燃料时，其慢性阻塞性肺疾病的危险度增加；暴露于生物燃料烟雾时间长于1年的人口比例与慢性阻塞性肺疾病患病率呈显著相关。越来越多的证据表明，在发展中国家，生物燃料烟雾是室内空气污染的主要来源，也是这些国家慢性阻塞性肺疾病发病的一个重要危险因素。

2. 发作期重在治肺，祛邪为主；缓解期重在理脾肾，固本为要

慢性阻塞性肺疾病由于反复的慢性炎症破坏了支气管壁表面纤毛，支气管廓清、清除致病微生物的自我防御功能下降，导致其易受病原体侵袭，产生支气管感染，这是慢性阻塞性肺疾病反复发作的根本原因。

慢性阻塞性肺疾病发作期的治疗以攻邪为主。咳、痰、喘是本病的三大主症，其中痰是三症中之关键，它的形成与肺、脾、肾三脏有密切关系，外邪犯肺，肺气失宣，脾虚运化失职，肾虚水气不化都可以导致水饮内停，凝集为痰，痰气壅塞气道则咳喘，且大量痰液阻塞气道，又给气管内的病毒、细菌繁殖提供了有利条件，故祛痰解毒是关键。

慢性阻塞性肺疾病缓解期的治疗，以固本为主。根据许老多年的临床经验，首先必须制定有效的防治方案，采取综合措施，标本兼治，防治结合。针对慢性阻塞性肺疾病患者长期患病、体质虚弱、适应环境变化能力差、机体病变未完全消除等特点，治疗重点应放在调补肺、脾、肾。此期辨证以脏腑的气血阴阳虚损为主，应辨清肺、脾、肾三脏虚象之所侧重，并据此来选用方药：肺虚为主，则选用补肺益气固表之法；脾虚为主，则以益气健脾为治法；肾虚则给予温补肾阳法。许多补肺健脾固肾中药均有较好的增强机体免疫功能的作用，可辨证选用，如黄芪、党参、白术、补骨脂、紫河车、灵芝、黄精、枸杞子。若辨证属肺脾两虚，可常用玉屏风散补肺健脾；脾肾两虚，常服地黄类或固本丸以健脾固肾。缓解期往往余邪未清，内有伏痰、瘀毒，所以无论是用补肺益气固表、益气健脾之法，还是用温补肾阳等法来扶正固本，都应适当配伍宣透祛痰、祛瘀解毒之品，如百部、杏仁、桔梗、桑白皮、鱼腥草、金银花、川芎、赤芍等，此可标本兼顾，提高疗效。

此外，慢性阻塞性肺疾病缓解期还可采取以下措施。①选用贴敷药（贴三伏贴）治疗，即冬病夏治。三伏天，采用《张氏医通》中记载的白芥子敷药法，将白芥子、甘遂、细辛、延胡索等药研细成面，加生姜汁调涂肺俞、天突、膻中等穴位上，并固定住。初伏第一天贴 1 次，中、末伏各 1 次，每次贴 4~6 小时，可提高机体的免疫力，有效预防和减少呼吸道感染。②教育患者接受免疫接种治疗，如肌内注射肺炎球菌疫苗和（或）流感疫苗。③告诫患者加强营养，适度锻炼。由于慢性阻塞性肺疾病患者免疫功能低下与营养不良密切相关，所以为提高机体免疫力，必须加强营养支持治疗，补充足量的蛋白、糖，如氨基酸、脂肪乳等。但应注意，因糖代谢后产生大量的二氧化碳，加重呼吸的负荷而可诱发呼吸衰竭，故呼吸衰竭患者营养支持以脂肪供能为主，忌高糖供能。

3. 正确使用祛邪定喘药，重视扶正定喘

（1）祛风定喘药。此类药包括麻黄、紫苏、蝉蜕、荆芥、防风、桑叶、菊花、细辛等。其中主药麻黄辛温，疏风散寒，宣肺平喘，宣中有降。现代药理研究认为，麻黄碱对支气管平滑肌有明显的松弛作用，且具有作用持久的特点，其挥发油对体外流感病毒具有很强的抑制作用，对金黄色葡萄球菌亦有杀灭作用。

（2）降气平喘药。此类药包括杏仁、苏子、莱菔子、白芥子、葶苈子、桑白皮、紫菀、款冬花、百部等。现代研究认为，杏仁中苦杏仁苷能抑制呼吸中枢而起到镇咳平喘的作用。葶苈子味苦大寒，现代研究表明其具有强心作用。紫菀与款冬花常配合使用，实验证明款冬花的醚提取物对组胺引起的支气管痉挛有缓解作用，其作用虽不如氨茶碱确切，但具有呼吸兴奋作用，类似于尼可刹米。百部味苦微温，润肺止咳，化痰平喘，无论新久咳嗽皆有效；实验证明其生物碱对组胺所致之支气管痉挛有松弛作用，其强度与氨茶碱相似，但较缓慢而持久。

（3）活血化瘀药。此类药包括丹参、桃仁、川芎、赤芍、当归等。现代药理研究证实，这些药有抗病毒、抑菌、清除氧自由基、改善微循环、阻滞钙通道等作用，从而达到祛瘀定喘的目的。以上药物在辨证论治基础上选择性使用，能取得比较好的疗效。

（4）益气健脾药。此类药包括人参、白术、茯苓、甘草、山药等。多年的研究认为，这些药单味使用及入复方制剂如六君子汤、玉屏风散等使用都能提高机体免疫力。其机制是改善机体营养状态，从而提高机体免疫力，并增加呼吸肌收缩力，改善呼吸肌疲劳，对呼吸肌疲劳所致的呼吸困难有较好的治疗作用，为慢性阻塞性肺疾病的治疗开辟了新途径。

（5）补肾固本药。此类药包括生地、熟地、山茱萸、山药、熟附子、补骨脂、冬虫夏草、蛤蚧、紫河车等。研究发现，扶正固本方药有一定的解痉平喘作用，并且对免疫功能及肾上腺皮质功能有调节作用，可长期服用，无明显毒副作用，长期用于缓解期平喘治疗有效。重视缓解期治疗可防止慢性阻塞性肺疾病反复发作，从而达到减少肺气肿发生的目的。

### （二）治疗呼吸肌疲劳

呼吸肌疲劳和呼吸肌无力可以引起呼吸衰竭，呼吸肌疲劳的征象是呼吸频率增加。呼吸肌疲劳的治疗是临床上棘手的问题。中医药在这方面有很大的优势，常用培土生金法、金水相生法；气功的调息锻炼对呼吸肌疲劳亦有一定效果。此外，有文献报道用益气养阴、活血化瘀的中药如参附注射液、参麦注射液、黄芪注射液、丹参注射液、灯盏花素注射液治疗本病也取得了一定的疗效。

### 1. 培土生金法

本法适用于肺脾气虚，怕冷易感，痰多清稀，食欲不振，或伴呕恶，大便时溏，呼吸气短，津亏者。其证亦常见舌红苔薄，渴不欲饮，心烦面赤，夜不能寐，脉濡滑或细数。多选用六君子汤、参苓白术散、苓桂术甘汤。取健脾益气之药，消除胸中微饮，虚则补其母也。冀肺脾气旺，病变好转，增强呼吸肌肌力。

### 2. 金水相生法

本法适用于年老体弱，久病咳喘，母病及子，肾气虚衰，水泛为痰。其证多见神疲力乏，呼吸气短，动则气喘，呕恶多痰，饮食减退，大便或溏，舌红苔薄，脉象细滑。可选用固本丸、河车大造丸、参蛤散。

### （三）肺动脉高压的中医药治疗

肺动脉高压是产生肺心病的根本原因，肺心病伴有的肺动脉高压属毛细血管性肺动脉高压。在发病机制中，肺部炎症浸润及炎症破坏是肺动脉重塑和肺血流动力学改变的主要因素，可能为其主要始动环节，同时本病与肺实质广泛病变使肺血管床面积减少有一定关系，临床治疗十分棘手。对此，近年来中药防治慢性阻塞性肺疾病伴发的肺动脉高压的研究越来越受重视。现已证实，活血化瘀药川芎嗪注射液、丹参酮ⅡA磺酸钠注射液，化痰药前胡，祛湿药汉防己，消食药莱菔子等，有一定的降肺动脉高压的作用，其作用机制与直接扩张肺血管及改善血黏度有关。部分药物兼有钙通道阻滞作用，如汉防己、川芎、当归、赤芍、丹参、前胡。莱菔子兼有血管紧张素转化酶抑制剂（ACEI）样作用，可辨证选用。

近年来，随着活血化瘀的研究发展，人们逐步发现血瘀是形成肺动脉高压的主要环节，并贯穿于本病的全过程。因此，活血化瘀将成为治疗肺动脉高压的主要方法。血瘀的成因有以下几方面。①气滞致瘀。肺为"贮痰之器"，痰浊停留，阻碍气之升降出入，肺气郁滞，心脉失畅而成瘀。现代研究表明，肺系疾病血瘀证具有血液流变性降低、血液凝固性增强、微循环功能障碍、肺动脉压升高等改变。②气虚致瘀。久病咳喘，肺气虚损，不能贯心而朝百脉，辅心行血。宗气为肺吸入的"清气"和脾上输于肺的水谷之精气所化生，肺气虚衰，必然导致宗气生成不足，进而影响血在脉中的正常运行。③寒凝致瘀。肺气虚，胸中阳气不足，久病延及脾肾，脾肾阳虚，命门火衰，心失温煦，寒凝经脉致血脉瘀阻，发为本病。活血化瘀药可扩张血管，疏通血脉，改善微循环，使肺组织液灌注量增加，从而改善病理变化。对于久病的慢性阻塞性肺疾病患者，在治疗时加入活血化瘀药物，如桃仁、丹参、当归、桂枝、大黄、赤芍、川芎、防己等，可提高疗效。

临床上，许老常用益气活血法治疗肺动脉高压，采用参麦注射液配合丹参注射液，或川芎嗪注射液静脉滴注，有较好的降低肺动脉高压、改善右心功能的作用。总而言之，慢性阻塞性肺疾病伴发肺动脉高压，在治疗原发病和氧疗的基础上，采用中西医联合用药的方法可以取得良好的疗效。现代研究表明，慢性阻塞性肺疾病伴发的肺动脉高压并非不可逆，积极治疗是阻断肺心病进一步恶化的关键。

### （四）关于化痰及利水法在肺心病中的运用

痰喘是肺心病的主要症状，以三拗汤、二陈汤、三子养亲汤合用，加海浮石、竹茹等，可起到很好的治疗作用。另外，牡荆也有较好的止喘作用，临床无论寒热均可配用（本病发病期虽有寒痰、热痰之别，但临床以热痰型多见。不少患者初起时为寒痰型表现，虽予温肺化痰之品，效果欠佳，可能因为此类患者多有寒已化热之象，清稀痰液中夹黏稠痰，因此应及时改用清肺化痰方药）。因本病急性期多伴右心衰竭，尤其是阳虚水泛型，选用合适的方药，如真武汤合桂枝茯苓丸或苓桂术甘汤，以及熟附子、防己、椒目、泽泻、车前子等，温阳利水，有助于心力衰竭的纠正，但忌用峻泻药（如大戟、芫花、甘遂等）。

### （五）关于阴虚痰阻的治疗

肺心病患者痰阻于肺，可因素体阴亏，或因痰饮内生，津不正化而阴亏，或痰热伤阴，或长时间并用肾上腺皮质激素致"医源性"阴伤，出现阴虚痰阻证。此时养阴易生痰，化痰易伤阴，治疗颇为棘手，许老的治疗经验可参考运用。①祛痰护阴。本法适用于痰热盛而肺阴伤不甚明显者，可化痰为先，注意适当配伍芦根、天花粉等清热生津之品，必要时加玉竹、南沙参等养阴而不碍邪。②不同时间给药。可参考叶天士治阴虚肺热之法，将养阴药晨起服、清热药晚间服，在不同时间分别给养阴药和化痰药。③养阴与化痰通过不同剂型、途径给药。如痰盛（包括痰湿、痰热）而肾阴亏虚，可仿李士材将化痰药煎汤送服六味地黄丸，尤其是对"医源性"阴伤者而言，此法可长期使用；也可仿王孟英浊药轻投之法，将熟地30～45g先以沸水浸泡半小时，倾其汤水，煎服化痰药；或静脉滴注生脉注射液（住院期间），口服化痰药，如肺气阴亏虚时，则静脉滴注参麦注射液，配合口服化痰药。④化痰养阴并投。如张景岳的金水六君煎，对年迈者的肺肾阴虚、湿痰内盛，特别是咳喘痰多味咸者，有较好疗效。本病反复急性加重，许老将其病理因素多归为"夙根"——痰瘀。在临床实践中发现许多患者同时存在肺肾阴虚的情况，尤其在患者同时使用糖皮质激素时，治疗十分棘手。许老行医数十年，在临床实践中摸索出用金水六君煎加味治疗本证的经验，疗效好，安全性高。金水六君煎出自明代张景岳之《景岳全书》，用于治疗"肺肾虚寒，水泛为痰，或年高阴虚，气血不足，外感风寒，咳嗽呕恶，多痰喘急"等证，景岳称其专治"虚痰之喘"。张景岳称："外感之嗽，凡属阴虚血少，或肾气不足，水泛为痰，而咳嗽不能愈者，悉宜金水六君煎加减主之，足称神剂。"此方为二陈汤合麻黄、杏仁、当归、熟地等药。许老认为本方其要有三。一者，重用熟地，如岳美中先生所言，"阴药非重量则仓促间无能生血补血"。张景岳认为熟地"大补血衰，滋培肾水，填骨髓，益真阴，专补肾中元气，兼疗藏血之经""阴虚而水邪泛滥者，舍熟地何以自制；阳虚而真气散失者，舍熟地何以归原"。二者，二陈汤是治疗痰饮之通剂，合用大量熟地峻补真阴，兼制半夏、陈皮、麻黄之辛燥，当归之辛温，而转以补肾阴为主，且本病"久病入络"，遂以当归引药入络。熟地滋腻入阴分，阴多为静少动，须凭借麻黄以推之动之。三者，当归、紫苏子、杏仁诸药引气下行，配麻黄、桔梗以复肺主宣发肃降之功。故痰可蠲，嗽可止，喘可平，有效地缓解了本病的临床症状。

### （六）呼吸衰竭属急危重症，应中西医结合综合治疗

呼吸衰竭属于中医的"暴喘"范畴，是指起病急骤而程度严重的喘证，或久患喘证而突然加重的一类病证。暴喘者多为虚实夹杂，本虚标实，以痰浊、痰火或痰瘀为标，以肺、脾、肾三脏虚损，或气阴两虚、阴阳两虚为本。暴喘重证常出现神志障碍及各种变证，多为喘、逆、厥、脱、神昏重证，是一种死亡率较高的严重疾病，需要中西医结合用各种方法进行综合治疗。要在西医常规治疗的基础上，根据中医辨证论治的原则，以"急则治其标，缓则治其本"及"标本同治"的策略应用中药及中成药治疗。急性发作期，急则治肺，以清肺化痰热、痰火为主，佐以适当益气养阴；慢性呼吸衰竭缓解期，缓则治其本，调理补益肺、脾、肾，以扶正固本、巩固元气为主。急性期兼以益气活血，缓解期兼以活血化瘀。临床上抓住以上要点，才可以取得较好疗效。许老临床常用喜炎平注射液、痰热清注射液、清开灵注射液、醒脑静注射液、川芎嗪注射液、参麦注射液、生脉注射液和各种行之有效的中药汤剂，它们分别有清热解毒、化痰平喘、涤痰开窍、活血化瘀、益气养阴、回阳救逆等功效，有强心升压、改善血液高凝状态等作用。尤其是参麦注射液、生脉注射液，能增强机体对缺氧的耐受性，促进巨噬细胞的吞噬功能，增强免疫功能和提高内源性糖皮质激素水平，在重度感染的情况下起到缓冲应激的作用，有利于炎症吸收，缩短病程。有文献报道，抗菌药物对感染控制的效果与机体的防御功能有关，临床使用抗菌药物必须注意增强患者的免疫功能，提高抗病力，才能很好地发挥抗菌药物的作用。

### （七）中医药辅助戒烟思路

烟草依赖已经被世界卫生组织确定为一种慢性高复发性疾病。一般来说，吸烟者仅凭毅力戒烟，一年的成功率不到3%，而在医生的指导下，戒烟成功率可以提高2~3倍。目前，我国采用一些帮助戒烟的方法。例如，专业医师提供社会支持和技能培训，使用酒石酸伐尼克兰或

尼古丁贴片（或口香糖）等尼古丁替代疗法等，这些都是有效的戒烟方法。当多数吸烟者尝试戒烟时，常会遭受强烈的"戒烟后遗症"的困扰，如烦躁不安、情绪沮丧、失眠、挫折感、愤怒、焦虑、坐立不安、心率下降、食欲增加或体重增加等，医学称之为烟草依赖戒断综合征。它是导致戒烟者复吸的重要原因之一。目前，复吸机制尚不清楚，而且可能涉及神经系统多部位功能的紊乱，无法用具有单一作用的替代药物来解决，故人们逐渐把目光转向以辨证论治为特色的中医中药，希望能以中医的多靶点整体调节作用解决复吸问题。

### 1. 清解烟毒

清解烟毒的目的是清除体内残留之烟毒。这个"毒"不仅仅指烟毒的物质形态，而泛指烟毒导致的一类证候。烟毒未清，血液污浊，故面色晦暗无华；烟为温燥之邪，久积助火，心火旺盛，则心烦失眠；胃中郁热，则口苦呕吐，大便干结；肺热则痰黄喘咳。若戒烟后出现头痛，干咳无痰，气喘胸胀（或痛），心烦口渴，咽喉干燥，舌苔薄白少津，舌尖、边俱红，或舌光红，苔干剥，脉虚而数，辨证为烟毒伤肺、气阴两伤，治疗当以清宣烟毒、养阴润肺为主。方选清燥救肺汤加减：霜桑叶、石膏、甘草、党参、桑白皮、阿胶、麦冬、杏仁、枇杷叶、知母、地骨皮、胡麻仁、贝母、瓜蒌、生地。

### 2. 扶助正气

针对出现的不同虚证，可采取益肺健脾、益气养血等法。要注意的是，此时调补，不同于其他虚人之大补，宜清补而不宜黏腻，还应疏通其二便，使排泄不至阻滞。要以恢复脾胃功能、巩固后天之本为主。若戒烟后出现头晕目眩，失眠健忘，精神恍惚，心悸怔忡，气短懒言，肌肉疼痛，食少，便溏等症，舌淡，苔薄白，脉细，辨证为气血亏损、心脾两虚，治疗当以益气补血、健脾养心为主。方选归脾汤加减：党参、白术、炙甘草、当归、黄芪、酸枣仁、远志、龙眼肉、木香、茯神、川芎、赤芍、砂仁。

### 3. 调畅气血

气郁血瘀，既是吸烟的病理产物，又是稽延性戒断症状的致病因素，还是心烦易怒、烦躁的主要原因。因此，调理气血是常用的治则。患者戒烟后，仍时时感到胁肋胀满不舒、胸闷、喜太息、心烦、情志抑郁易怒，或嗳气、脘腹胀满，头痛、神思恍惚、失眠多梦，大便秘结，舌红，苔薄或薄腻苔，脉弦或涩，辨证为气郁血瘀，治疗当疏调气机、行气活血。方宗柴胡疏肝散加减：柴胡、青皮、陈皮、香附、枳壳、炙甘草、延胡索、赤芍、白芍、红花、当归、桃仁、丹参、生地。

4. 调理情志、起居与饮食

戒烟者的情志、起居与饮食较平素有所改变。调理好这种异常，将有助于戒烟者彻底摆脱烟草。实际上，中医学十分强调调节饮食、起居和情志的摄生法。慎饮食，宜食营养丰富而易消化之物，忌辛辣、生冷之品；节房事，以免伤元气；忌过于思虑，宜心绪平静；忌恼怒，以免心烦失眠；宜早眠，以保养精气。

总之，要嘱患者维护正气，保持情志平稳、精力充沛，防止焦虑过劳，经常与医师沟通交流，戒绝复吸的一切诱因。不难看出，许老关于中医药辅助戒烟的指导思想是：清除烟毒，调补虚损，静养为主，避免各类刺激；恢复胃纳，使后天之本自充；生活起居正常，以使戒烟彻底成功。

## （八）烟草的古籍记载

《本草从新》记载："烟，辛温。宣阳气，行经络，治山岚瘴气，寒湿阴邪。辟秽杀虫……用以代酒代茗，终生不厌。然火气熏灼，耗血损年。卫生者宜远之。闽中产者最佳。"《本草从新》认为烟草最烁肺阴，可令人患喉风咽痛、嗽血失音之证。此外，烟草捣汁可毒头虱，烟筒中水能解蛇毒。烟草别名相思草、淡巴菰。

《本草备要》记载："宣，行气，辟寒。辛温有毒。治风寒湿痹，滞气停痰，山岚瘴雾。其气入口，不循常度，顷刻而周一身，令人通体俱快，醒能使醉，醉能使醒，饥能使饱，饱能使饥。人以代酒代茗，终生不厌。然火气熏灼，耗血损年，人自不觉耳。闽产者佳。"

《景岳全书·本草正》记载："味辛气温，性微热，升也，阳也。烧烟吸之，大能醉人……其气上行则能温心、肺，下行则能温肝、脾、肾，服后能使通身温暖微汗，元阳陡壮。用以治表，善逐一切阴邪寒毒，山岚瘴气，风湿邪闭腠理，筋骨疼痛，诚顷刻取效之神剂也。用以治里，善壮胃气，进饮食，祛阴浊寒滞，消膨胀宿食……除积聚诸虫，解郁结，止疼痛，行气停血瘀，举下陷后坠，通达三焦，立刻见效……然此物性属纯阳，善行善散，惟阴滞者用之如神，若阳盛气越而多躁多火，及气虚气短而多汗者，皆不宜用。或疑其能顷刻醉人，性必有毒……既能散邪，亦必耗气，理固然也。"

# 第二节　支气管哮喘

哮喘是一种发作性的痰鸣、气喘疾患，以喉中哮鸣有声、呼吸急促困难为特征。早在《黄帝内经·阴阳别论》中就有"起则熏肺，使人喘鸣"的记载，之后其理法方药逐步被历代医家所发展，形成了较为完善的辨证治疗体系。哮病是一种常见的慢性病，由于遗传或过敏

扫码看名师经验

体质、气候环境、生活条件、职业等因素，特别是近些年的环境污染等因素，支气管哮喘的发病率逐年增高。对于哮喘这种伴有全身免疫功能紊乱的疾病，单纯吸入糖皮质激素是不能治愈的。因此，单纯西医西药治疗并不能获得理想疗效。许老认为中医治疗哮喘的优势主要有以下几点：一是治疗重点放在缓解期的治疗，哮喘缓解期的治疗多注重于肺、脾、肾三脏固本的治疗，同时进行去除病理因素的治疗，加强人体的正气，从而抵御外邪、缓解哮喘的发作、促进哮喘的恢复；二是针对哮喘的并发症进行治疗，减少并发症，提高生活质量，同时减少西药的不良反应；三是非药物治疗，主要是针灸及穴位敷贴等治疗方法。在中医界过去流传着一句话，即"内不治喘，外不治癣"，说明哮喘之难治。许老从古今中医的宝库中发掘精华，并结合自己多年的临床经验和反复实践，对中医视为疑难症的哮喘进行了较深入的研究。

## 一、病因病机之认识

### （一）邪气恋肺是肺失宣降的主因

肺开窍于鼻，外合皮毛，为五脏华盖，不耐寒热，故为"娇脏"，而易受邪气侵袭，令宣降失司，发为咳嗽。如《医学心悟》所说："肺体属金，譬如钟然，钟非叩不鸣，风、寒、暑、湿、燥、火六淫之邪，自外击之则鸣；劳欲情志，饮食炙煿之火，自内攻之则亦鸣。"许老认为外感六淫之邪，无论风寒、风热、风燥，多从口鼻或皮毛而入，侵袭肺系，使肺气郁遏；而对于咳嗽变异性哮喘，许老认为多因初起外感失治，邪气留恋于肺，肺失宣降，上逆作咳，甚至气道挛急，而为剧烈咳嗽。岳美中先生云："咳嗽一证，虽非大病，治不得法，亦缠绵难愈。"许老根据咳嗽变异性哮喘邪气犯肺、肺气失宣的发病机制，治疗上多采用自拟止咳方：麻黄 10g、杏仁 10g、前胡 10g、紫菀 15g、百部 12g、款冬花 15g、浙贝母 20g、射干 12g、板蓝根 30g。根据患者病情特点，辨证用药，随症加减。方中以麻黄、杏仁相伍宣肺止咳。麻黄味辛，性温，中空而浮，长于升散，专走气分，辛温开泄，宣肺达邪；杏仁味苦、辛，性温，辛能散邪，苦能下气，降利肺气。二药相伍，一宣一降，以复肺气之升降，增强宣肺之力。前胡既能宣肺散风清热，又能降气化痰；紫菀、百部配伍使用出自《医学心悟》止嗽散，紫菀味苦、辛，百部味苦、甘，皆入肺经，二药性微温而不热，润而不燥，理肺止咳，新久咳嗽均能使用，可治疗咳嗽日久不止、咳痰不爽。浙贝母清热化痰，降逆肺气；射干祛痰利咽；款冬花润肺下气，化痰止咳；板蓝根清热凉血，解毒利咽。诸药合用，共奏宣肺止咳、利咽化痰之功效。

### （二）燥热伤阴是哮喘的重要病机

肺主宣降，性喜清润，哮喘发作时，由于患者张口呼吸、过度通气，呼吸道水分蒸发量增多，加上出汗、难以顾及饮水等因素，使得机体失水明显。另外，治疗中平喘药氨茶碱的利尿作用也能加重脱水，使得呼吸道黏膜干燥、痰黏稠，进而导致支气管管腔狭窄，甚至形成痰栓堵塞小气道，更增加了通气障碍，影响呼吸功能。治疗时须积极补液，以纠正脱水，改善循环，湿化气道，促进排痰，增加通气，减轻缺氧，从而纠正电解质紊乱及酸碱失衡。因此，许老认为哮喘多燥多热，邪气留恋于肺，外邪化热入里，伤津炼液为痰，燥热伤肺，肺津受损，肺失其清肃润降之常，而出现干咳无痰，或痰少而黏、咽喉干燥、口渴鼻燥等症。燥热伤阴，则痰黏难咳，故患者多以剧烈干咳为主，咳出少量黏痰液后，症状稍缓。故许老认为燥热伤阴是本病重要的病机。《景岳全书·咳嗽》云："外感之邪多有余，若实中有虚，则宜兼补以散之。内伤之病多不足，若虚中夹实，亦当兼清以润之。"许老针对哮喘伴有干咳无痰、咽喉干燥、口干欲饮等阴虚症状者，常加入生地、玉竹、百合、麦冬、南沙参、北沙参等养阴润肺之品；对于痰难咳出者，常加入浙贝母、瓜蒌等清热润肺化痰之品。

哮喘常兼有咽干、咽痒等症状，且咽痒即咳，难以克制。许老认为"喉为肺之门户"，喉主通气与发声的功能均依赖于肺气的作用。外邪犯肺或邪热壅肺，肺的宣降功能失常致咽喉不利而见咽喉肿痛、音声重浊或失音，是为"金实不鸣"；肺阴亏虚致咽喉不利而见音哑，是为"金破不鸣"。且"肺喜润而恶燥"，又易感受外邪而伤津，使肺体失润，痰液无以化生，而出现干咳、咽痒等症状。因此，许老在临床上非常注意咽部症状的治疗，射干、板蓝根是方中必用之品，阴虚者常合用养阴清肺汤以清热润肺利咽。

医案

郭某，女，26岁。支气管哮喘15年余，加重15天。患者15年前因吸入花粉出现喘憋，曾到西苑医院就诊，经支气管激发试验和舒张试验检查诊断为支气管哮喘，应用茶碱类药物治疗后症状减轻。此后每遇气候变化或受凉后则喘憋发作，此次患者再次因受凉症状加重。现喘憋气短，喉中痰鸣，不能平卧，动则喘甚，咳嗽，咳白痰，易咳出，纳可，眠差，二便调。舌红，苔黄，脉滑数。

**中医诊断：**哮病。

**西医诊断：**支气管哮喘。

**辨证：**痰热壅肺，气阴两虚。

**治则：**宣肺平喘，益气养阴。

**方药：**麻杏石甘汤合百合固金汤加减。

| | | | |
|---|---|---|---|
| 百　合 15g | 麦　冬 15g | 玄　参 15g | 生　地 15g |
| 麻　黄 10g | 杏　仁 12g | 生石膏 10g | 射　干 12g |
| 白　果 12g | 瓜　蒌 15g | 地　龙 15g | 穿山龙 30g |
| 板蓝根 30g | 紫　菀 15g | 款冬花 15g | |

服上方 7 剂后，患者复诊诉精神好转，喘息较前减轻，咳嗽减轻，舌红，苔黄，脉弦细。治疗继续以益肺养阴、清热化痰、宣肺平喘为主，上方不变。继服 7 剂后，患者咳喘症状得到完全控制。

> **按：**患者虽是外感后哮喘急性发作，但哮喘史长，久咳则耗气伤阴，致素体气阴两虚。今外感寒邪，内有伏饮，外邪引动伏饮，肺失宣降，而致咳喘频作。素体已气阴两虚，单用清热苦寒之药更易伤阴，使肺失其清肃润降之常，咳嗽不减。所以临床上治疗时加入养阴润肺之品，可取得意想不到之效果。

### （三）脾不伤不久咳

《杂病源流犀烛》提出"肺不伤不咳，脾不伤不久咳，肾不伤火不炽，咳不甚"。许老认为患者饮食不调，过食肥甘，起居不慎，寒温失宜，使脾虚失运，土不生金，肺卫不固，痰饮内生，而出现自汗、怕风，平素易感，遇冷则咳嗽不止等症状。"稍有风吹草动"，如气温变化、闻及异味便喷嚏连作，咳嗽复发，此即西医学所谓"气道高反应性"，当属于中医学肺脾气虚、卫外不固之候。因此，健脾补肺是治疗哮喘的一个重要方法，可加玉屏风散益气固表以增强人体卫外功能。许老极为重视玉屏风散的应用，称本方可以减少哮喘的急性发作和感冒的次数，应用于哮喘较为合适。许老临床处方常用生黄芪 20g、白术 12g、防风 15g。其中黄芪为君药，归脾肺经，甘温益气，大补脾肺，使其本固而标荣，气足则卫充，卫气外固则汗出自止；白术为燥湿健脾之要药，可协助黄芪补中益气，是本方之臣药。防风与黄芪同用，寓有"补中兼疏"之意，可使卫气得补而风邪得除，许老应用本方时防风常用 15g，强调祛邪务尽，邪去则正安。对于身体疲乏、面色无华、脘痞便溏之脾虚症状明显者，许老多合用异功散。脾为肺之母，主运化水湿，脾气虚则痰饮内生，土不生金，故常常咳嗽不止、经久不愈。许老以异功散理气健脾补虚，是补土生金之法。

医案

患者，女，35岁。支气管哮喘10余年。患者10余年前因装修房子闻异味后出现喘憋气短，当时就诊于北京某医院，诊断为支气管哮喘，给予沙丁胺醇（万托林）、氨茶碱等药物后，症状缓解。平素怕冷，易汗出，每遇异味或花粉，哮喘复发。昨日患者又闻油漆味，喘憋复发。现喘憋，胸闷气短，影响夜眠，咳嗽、咳白黏痰，多汗，纳一般，小便可，大便不成形。舌淡红、有齿痕，苔白，脉滑。

**中医诊断：** 哮病。

**西医诊断：** 支气管哮喘。

**辨证：** 痰热阻肺，肺脾两虚。

**治则：** 宣肺平喘，健脾化痰止咳。

**方药：** 麻杏石甘汤合二陈汤加减。

| | | | |
|---|---|---|---|
| 麻 黄10g | 杏 仁12g | 射 干12g | 炙甘草6g |
| 陈 皮12g | 茯 苓15g | 桔 梗15g | 前 胡15g |
| 款冬花15g | 穿山龙30g | 地 龙15g | 百 合15g |
| 山 药12g | 南沙参10g | 北沙参10g | |

7剂后，患者复诊诉咳嗽已明显减轻，喘憋气短症状好转，痰白易咳出，舌淡红，苔白，脉滑。结合患者症状、体征及舌苔、脉象，哮喘、咳嗽症状明显缓解，患者主要以肺脾气虚为主证，治疗以益气健脾化痰为主，方用玉屏风散合二陈汤加减。

**方药：**

| | | | |
|---|---|---|---|
| 生黄芪20g | 防 风15g | 炒白术12g | 陈 皮12g |
| 茯 苓15g | 炙甘草6g | 桔 梗15g | 前 胡15g |
| 紫 菀15g | 百 部20g | 穿山龙30g | 地 龙15g |
| 枇杷叶15g | 山 药12g | 南沙参10g | 北沙参10g |

再服12剂后，患者咳喘已完全控制。

> **按**：辨寒热、虚实是治疗哮喘的关键，以急则治标、缓则治本为其治疗原则。《丹溪心法》将哮喘治法精辟地概括为"未发以扶正气为主，既发以攻邪气为急"。许老在哮喘急性期采取温肺化痰平喘法、清肺利痰平喘法、燥湿化痰平喘法、养阴润肺平喘法等；缓解期则以扶正固本为主要治疗原则，根据不同证型分别采取益气固表法、升阳健脾化痰法、补肾纳气法等，防止哮喘复发或延长缓解期，使病情得到控制，生活质量提高。本案患者平素怕冷，易汗出，纳食不香，大便不易成形，结合舌苔、脉象，可知素体肺脾气虚。故许老治疗皆以益气健脾化痰为主。

## 二、治则治法之认识

### （一）遵循古方注重吸取各家之长

许老尤其推崇张仲景《金匮要略》，认为条文中"上气"就是指哮喘。他认为，哮喘病机是外感六淫，即外界一切不利因素（气候变化、病毒、细菌、空气污染等）侵袭，以及饮食不当，情志失调及劳累等使脏腑功能失调，肺气上逆诱发哮喘发作。还认为哮喘多幼年发病，是因先天不足，脾肾两虚；亦有因后天失养，六淫、七情、劳累损伤脾阳，以致肾精亏虚，脾肾两虚。此为哮喘夙根。外邪侵袭使肺气失于宣降，饮邪郁而化热，阻于肺中，肺气阻滞，痰阻气滞，到后期多有血瘀。

许老善于运用仲景方加减化裁，认为仲景治疗哮喘的古方，如麻杏石甘汤，可以作为治疗哮喘的通用方加减。此方既可用于寒哮，也可以用于热哮，随证加减即可。厚朴麻黄汤也可以认为是麻杏石甘汤的变方，治疗水饮阻格所致的喘。小青龙汤多用于治疗外寒内饮之喘，临床用于哮喘患者内有水饮又感受外寒者。射干麻黄汤为小青龙汤的变方，治疗表病已解，喉中哮鸣的哮喘。麻黄附子细辛汤用于治疗阳虚哮喘，应用时附子量不宜过大，可加用白芍、乌梅等药以免肝火上炎，初学者不宜应用，可改附子为仙茅和淫羊藿等药，并加减化裁。急性期哮喘，麻黄能平喘降逆，在方中往往为君药。急性期以治标为主或标本兼治，缓解期以健脾补肾为法。许老治疗哮喘常遵循辨病和辨证相结合的原则，强调分析哮喘患者的证候特点。如辨痰（痰色、黏稠度、气味）、舌、脉特点及整体状况。急性发作期采用宣肺平喘、降逆止咳之大法，并根据证型分别辅以温化寒痰、清热利痰、燥湿豁痰、润肺化痰等方法。

治疗哮喘，许老亦常用自拟宣肺平喘汤：麻黄 6～10g、生石膏 15～30g、苏子 10～20g、白前 10g、浙贝母 10g、前胡 10g、细辛 3～5g、五味子 6g、枇杷叶 10～15g、旋覆花 10g、芦根 30～60g、穿山龙 30g、地龙 30g。麻黄的宣肺力量最强，但有过散之弊，可以加用生石膏使肺气下行，加用五味子酸涩收敛肺气，散收相兼，并应根据内热程度，调整麻黄和生石膏的比例。用麻黄时，对于有冠心病、快速性心律失常、心绞痛者应慎用且最好不用，对于素有汗出过多者及严重失眠者宜用苏子取而代之。苏子、旋覆花、细辛具有降气之功，可辅助麻黄宣肺平喘。细辛有"不过钱"之说，但其是很好的平喘降气药，许老认为可以用到5g。白前、前胡、浙贝母、枇杷叶、芦根具有止咳化痰之功，使痰消喘解。穿山龙和地龙两者平喘。诸药共用起到平喘、化痰、止咳之功，使病情得到缓解。

具体应用时随症加减如下。哮喘内热重，体质强者，可用生麻黄 10～12g 宣肺平喘止咳；寒哮加干姜 6～10g 或用生姜 6～10g；治咳而上气，喉中喘鸣，用射干麻黄汤；痰多而稀者，加用苓甘五味姜辛加半夏汤，平喘祛痰。热哮者，加黄芩 6～10g、栀子 10g、知母 10g；痰热极重、痰涎黏稠者，加胆南星 10g、鱼腥草 30g、桔梗 10～20g、芦根 30g、皂角 10～12g。祛痰的同时加用养阴药如北沙参 20g、百合 20g、麦冬 20g、玉竹 10g，使黏痰得化。大便秘结者，用瓜蒌 30g、制首乌 30g、厚朴 10～20g，或加用熟大黄 6～10g；大便仍不解者用生大黄 6～10g、芒硝 3～6g。表不解者，加入荆芥、防风、羌活。表证轻者，加入桑叶 10g、苏叶 10g、薄荷 6g、菊花 10g。有中焦湿热者，加入蔻仁 10g、砂仁 6g、白茅根 30g、芦根 30g，也可用平胃散加减。两胁胀满、心烦喜呕，肝郁气滞者，加用柴胡 10～15g、香附 10g、郁金 10g、佛手

10g、香橼 10g。

## （二）散邪注重宣透

许老认为，哮喘发作兼有表证者，无论风寒、风热、风湿、风燥，均须发表散邪。哮病因感受表邪引动伏饮，内外合邪而发，表证不解，肺气难以宣发，疾病不得缓解，甚至形成重症难治性哮喘。表解则肺气得宣降，肺气肃降，气逆得平。许老认为解表是治疗哮病的第一准则。麻黄为治哮方中第一要药，既能宣肺，又能透表，风寒表实者配桂枝最佳，以麻黄汤、小青龙汤等化裁。风寒表虚者可应用桂枝汤。风湿困表者用越婢汤加味。同时，许老还喜欢用防风、荆芥、薄荷、羌活、葛根、蝉蜕等祛风散邪药物。如蝉蜕，性味甘寒、质轻，寒以清热，质轻上浮，故善解肺卫风热，而甘能和、能缓，偕同寒入肝，能凉肝息风缓痉，故能利咽，透疹，明目，退翳，解痉。其祛风之力尤佳，能入肺、肝两经，既疏散外感之风淫，也轻解内生之风热。《药性论》记载其能"治小儿浑身壮热惊痫，兼能止渴"。《本草纲目》言其能治头风眩晕，皮肤风热，痘疹作痒，破伤风及疔肿毒疮，大人失音，小儿噤风天吊，惊哭夜啼，阴肿。许老认为哮喘外有非时之感，宜用表药。"温邪上受，首先犯肺"，宗《素问·至真要大论》的"风淫于内，治以辛凉，佐以苦甘"之训，以金银花、连翘、牛蒡子、菊花、桑叶、麻黄、杏仁辛甘发散之物疏表而定喘。

医案一

吴某，男，17岁。支气管哮喘 10 余年，加重 1 天。患者 10 余年前无明显诱因出现胸憋闷、气喘，就诊于北京某医院，诊断为支气管哮喘，以后每遇劳累、受凉或闻异味后喘憋发作，平素服用茶碱类药物，症状控制尚可。昨日劳累、受凉后喘憋复发，首次就诊于许老。现喘憋气短，影响夜眠，咳嗽、咳白稀痰，鼻塞、流清涕，纳可，二便调。舌淡红，苔白，脉浮数。听诊双肺散在干、湿啰音。

**中医诊断：**哮病。

**西医诊断：**支气管哮喘。

**辨证：**寒哮证。

**治则：** 温肺散寒，止哮平喘。

**方药：** 小青龙汤加减。

| 干　姜 10g | 桂　枝 10g | 麻　黄 10g | 白　芍 10g |
|---|---|---|---|
| 炙甘草 10g | 细　辛 5g | 半　夏 10g | 五味子 12g |
| 生石膏 20g | 板蓝根 20g | 陈　皮 12g | 金银花 20g |

服上方 7 剂后，患者复诊诉喘息较前减轻，听诊双肺干啰音较前减少，舌淡红，苔白，脉滑。考虑患者幼时发病，素体肝肾不足，应配伍补肝益肾之药，治法以温肺散寒、止哮平喘、滋补肝肾为主，佐以清肺活血，原方基础上加女贞子 15g、首乌 15g。继服 7 剂后，患者症状得到完全控制。

> **按：** 张锡纯赞小青龙汤为"治外感痰喘之神方"，此方首见于《伤寒论》，可辛温解表兼温化水饮，"伤寒表不解，心下有水气，干呕发热而咳，或渴，或利，或噎，或小便不利，少腹满，或喘者，小青龙汤主之""伤寒心下有水气，咳而微喘，发热不渴。服汤已渴者，此寒去欲解也。小青龙汤主之"。"伤寒表不解""心下有水气"阐明了此证的病机为外寒引动内饮、水寒相搏，与《素问·咳论》中"外内合邪，因而客之，是为肺咳"的阐述不谋而合。《金匮要略》中也多次提及小青龙汤，如"痰饮咳嗽病脉证并治"篇中治疗溢饮的原文为："病溢饮者，当发其汗，大青龙汤主之，小青龙汤亦主之""咳逆倚息不得卧，小青龙汤主之"。对于本例，许老紧紧抓住患者劳累、受凉后喘憋复发，且喘憋影响夜眠，但见一症便是，取得良效。

医案二

李某，女，42 岁。支气管哮喘 20 余年，加重伴咳嗽、咳黄痰 1 天。患者 20 余年前因受异味刺激出现喘憋，此后每闻异味或受凉后，喘憋复发，曾多次在西苑医院门诊就诊，诊断为支气管哮喘，平素服用氨茶碱类药物，喘憋控制尚可。昨日受凉后喘憋复发，首次就诊于许老。现喘憋气短，动则加重，并伴有咳嗽、咳黄痰，痰黏不易咳出，无发热，口干，咽痛，纳眠可，二便通畅。舌红，苔黄厚，脉浮数。

**中医诊断：**哮病。

**西医诊断：**支气管哮喘。

**辨证：**风热犯肺。

**治则：**疏风解表，宣肺平喘。

**方药：**银翘散加减。

| | | | |
|---|---|---|---|
| 金银花 20g | 连　翘 12g | 牛蒡子 15g | 菊　花 15g |
| 生　地 15g | 麦　冬 15g | 麻　黄 10g | 杏　仁 12g |
| 生石膏 20g | 射　干 12g | 白　果 12g | 瓜　蒌 15g |
| 地　龙 15g | 穿山龙 30g | 板蓝根 20g | 丹　参 20g |

复诊时，患者诉服上方 7 剂后，咳喘症状减轻，无咽痛、口干，舌红少津，苔薄黄，脉数。可知患者表证已解，患者久病阴液易伤，服用清热苦寒之药易伤阴，因此应加养肺阴、清燥热之品，治法以疏风解表、宣肺平喘、养阴润燥为主，改方为桑杏汤加减。

**方药：**

| | | | |
|---|---|---|---|
| 桑　叶 15g | 杏　仁 12g | 金银花 20g | 连　翘 12g |
| 生　地 15g | 百　合 12g | 麦　冬 15g | 麻　黄 10g |
| 生石膏 30g | 射　干 12g | 白　果 12g | 瓜　蒌 15g |
| 板蓝根 20g | | | |

再服 7 剂后，患者咳喘得到控制。

> **按：**由此病例可知，患者久病咳喘，急性加重，为内有胶固之痰，外有非时之感，外感易祛，胶痰难除。遂宗《素问·至真要大论》的"风淫于内，治以辛凉，佐以苦甘"之训，辛以散风，凉以清肺，用金银花、连翘、菊花、牛蒡子、板蓝根、生石膏散上焦风热；生地、麦冬、瓜蒌祛胶固之痰；痰瘀同源，有痰即有瘀，遂加丹参以活血祛瘀；麻黄、杏仁、射干、白果、穿山龙、地龙宣肺平喘止咳。复诊时，舌红少津，示阴津已伤，重在养阴生津，宗桑杏汤之意，则肺气得宣，肺阴得润，咳喘平复。

## （三）固肺实卫，健脾平喘

《灵枢·营卫生会》有"卫气出于下焦"之说，肺主卫气，外合皮毛，卫气不充则易受邪侵，卫气充盈则外邪不侵，而卫气昌盛依赖于肺气的宣发肃降及肾阳的温煦。许老认为，正气不足是哮喘发病的关键。所谓正气不足，包含着先天禀赋不足和后天失养、气血生成不足两方面，两者皆可导致各脏腑亏虚，正如《素问·刺法论》所谓"正气存内，邪不可干"，《素问·评热病论》亦载"邪之所凑，其气必虚"。因此，扶助正气是治疗哮喘的关键。

许老认为，哮喘患者常在幼年发病，并有明显的家族遗传性，说明哮喘患者的体质存在先天不足、肾元亏虚；寒冷季节、夜间发作或加重，也是"阳气虚"的体现；症状上常见畏寒、怕风、易感冒、汗多、乏力等，亦表明其肺卫虚弱。因此，许老认为，此类哮喘患者多禀赋不足，肺卫不固，肺肾阴虚，故而在标证不急的情况下，应以益气固表、养肺肾之阴为要。益气固表之治，许老常以玉屏风散加减，常用药物有黄芪、白术、防风等。许老认为玉屏风散中黄芪性温，味甘，能补气升阳、益气固表；白术味苦，性温，能补脾益气；防风味辛、甘，性微温，能发表散风，并能御风。本方药味少，配伍严谨，补中有散，散中寓补，补散并用，疗效确切。现代药理研究证实，玉屏风散能通过抑制气道炎症反应和免疫调节，而发挥治疗哮喘并减少哮喘发作次数的作用。

养肺肾之阴，许老多以六味地黄丸、百合固金汤等加减。常用药物有生地、麦冬、太子参、百合、玉竹、山药、山茱萸等。许老认为生地能滋阴补肾，填精益髓；山茱萸能养肝涩精；山药能补脾固精；麦冬、太子参、百合、玉竹等能益气养阴生津，润肺清心。许老认为，哮病发病多耗气，常见脾肺气虚，每用玉屏风散合四君子汤或六君子汤加味，以健脾益气，同时加用平喘药。脾虚湿盛用玉屏风散合参苓白术散，或加白茅根30g、车前子30g；湿盛仍不解加用藿香10g、佩兰10g、砂仁6g、白豆蔻10g、降香10g；湿热并重，加用黄连解毒汤。根据情况可以单用黄连3～10g、黄芩3～10g、黄柏3～10g、栀子3～10g以燥湿清热。仍不能缓解，可用火麻仁10g、熟大黄10g通利大便去湿热。脾胃调和，可以起到培土生金作用。

许老认为，哮喘无论急性发作，还是缓解期，多有卫表不足。玉屏风散具有益气固表、祛风止汗之功，无汗能发，有汗能止，是主治气虚感冒、体虚自汗的方剂。哮喘患者因表虚不固，多易外感，而黄芪具有益气健脾、补益肺脾气虚之功，可以抵抗风邪入侵。益气固表用生黄芪15～30g、补益肺脾用炙黄芪15～30g。白术具有补气健脾助黄芪之功，防风具有祛风解表的作用。此三药益气固表，如人体的"屏风"，既可治未病又可治已病。

医案

李某，女，35岁。支气管哮喘10余年。患者10余年前因装修房子闻异味后出现喘憋气短，当时就诊于北京某医院，诊断为支气管哮喘，接受硫酸沙丁胺醇（万托林）、氨茶碱等药物治疗后，症状缓解。此后每遇异味或花粉，哮喘复发。昨日患者又闻油漆味，喘憋复发。现喘憋，胸闷气短，喘憋影响夜眠，咳嗽无痰，多汗，饮食一般，二便通畅。舌红，苔薄白，脉滑。

**中医诊断：**哮病。

**西医诊断：**支气管哮喘。

**辨证：**痰热阻肺。

**治则：**宣肺平喘，清肺止咳。

**方药：**麻杏石甘汤加减。

| 麻　黄 10g | 杏　仁 12g | 生石膏 20g | 射　干 12g |
| 白　果 12g | 瓜　蒌 15g | 前　胡 15g | 款冬花 15g |
| 百　合 15g | 玄　参 12g | 山　药 12g | 丹　参 15g |
| 板蓝根 20g | 南沙参 10g | 北沙参 10g | |

复诊时，患者诉服上方12剂后，咳嗽已明显减轻，喘憋气短症状好转，舌红，苔薄白，脉浮数。结合患者症状、体征及舌苔、脉象，辨证以肺气虚为主，治疗以益气养阴、清肺化痰为主，方用玉屏风散加减。

**方药：**

| 生黄芪 20g | 防　风 15g | 炒白术 12g | 生　地 15g |
| 玄　参 12g | 百　合 12g | 麻　黄 10g | 杏　仁 12g |
| 生石膏 20g | 前　胡 15g | 紫　菀 15g | 款冬花 15g |

百　部 12g　　　枇杷叶 15g　　　板蓝根 20g

再服 12 剂后，患者咳喘已完全控制。

> **按：**辨寒热、辨虚实是治疗哮喘的关键，"急则治其标，缓则治其本"为哮喘治疗的原则。《丹溪心法》将哮喘治法精辟地概括为"未发以扶正气为主，既发以攻邪气为急"。许老在哮喘急性期采取温肺化痰平喘法、清肺利痰平喘法、燥湿化痰平喘法、养阴润肺平喘法等。许老特别强调，要观察患者是否存在表证，即所谓"有一分恶寒，就有一分表证"，如有表证余邪未尽，必先解表散邪。各型哮喘多存在痰瘀兼证，治疗中应适当加用活血化瘀之品。缓解期则以扶正固本为主要治疗原则，根据不同证型分别采取益气固表法、升阳健脾化痰法、补肾纳气法等，防止哮喘复发或延长缓解期。

### （四）祛痰注重降气化痰，宣肺平喘

许老根据《金匮要略》将哮病称为"上气"，从病理上将其归属于痰饮病中的"伏饮"，认为顽痰伏肺为哮病夙根的渊源。他认为引发哮病的主要因素是肺内有"伏饮""伏痰"，此为潜伏于气道黏膜壁、气管平滑肌内的特殊物质，是病理产物，又是发病之因，正如《金匮要略·痰饮咳嗽病脉证并治》中所言："膈上病痰，满喘咳吐……必有伏饮。"金元时期，朱丹溪在《丹溪心法》中首创哮喘的病名，"哮喘……专主于痰"，至明代朱丹溪弟子戴原礼在《证治要诀·哮喘证治》中首次提出哮喘有夙根。《症因脉治·哮病》曰："哮病之因，痰饮留伏，结成窠臼，潜伏于内，偶有七情之犯，饮食之伤，或外有时令之风寒束其肌表，则哮喘之症作矣。"《证治汇补·哮病》说："哮即痰喘之久而常发者，因内有壅塞之气，外有非时之感，膈有胶固之痰，三者相合，闭拒气道，搏击有声，发为哮病。"清代《薛生白医案》曰："少年背冷夜喘，此为伏饮成哮。"以上均认为哮喘为外感引动伏痰，痰随气升，气因痰阻，而致气道壅塞。故夙根在哮喘发病过程中有重要的作用。

许老认为，久病哮喘可见痰瘀互阻，哮喘反复发作。宿痰伏肺，肺失宣发肃降，津液聚而生痰，痰阻脉道，血行不畅，则瘀血阻滞，痰瘀互阻，成为哮喘的夙根。津与血同属阴精，可相互转化，称为"津血同源"，在病理状态下，阴精阳气失其常度，则津聚为痰，血滞为瘀，痰瘀同源。二者亦相互影响，痰阻气机，血行不畅，而痰性黏滞，阻碍血行，日久血瘀内停，瘀血内停，则气机升降失常，影响津液之输布，则痰浊内生，痰瘀互结为病，正如罗周彦《医宗粹言》曰："如先因伤血，血逆气滞，气滞则生痰，与血相聚，名曰瘀血挟痰。"许老认为，在西医学中，由多种细胞特别是肥大细胞、嗜酸性粒细胞和T淋巴细胞参与的慢性气道炎症，使机体成为易感人群，为哮喘急性发作的夙根。

许老在治疗缓解期哮喘时强调要清除夙根，而痰瘀为病，则临床常见疾病缠绵难愈，成为顽证痼疾，《灵枢·百病始生》曰："温气不行，凝血蕴里而不散，津液涩渗，着而不去，而积皆成矣。"朱丹溪说："痰夹瘀血，遂成窠囊"，"病似邪鬼，导去滞痰，病乃可安。"以上均揭示了痰瘀为病缠身难愈的特点。许老在临床上治疗缓解期哮喘时注重活血化瘀、清肺祛痰，以清除夙根，减少哮喘急性发作次数，常常予以丹参、赤芍、桃仁、红花、浙贝母、枇杷叶、紫菀、前胡、款冬花、百部、杏仁等，可有效减少哮喘急性发作次数。

因此，许老认为，哮喘发作时及未发作时，痰邪始终存在，未发为伏痰，既发为有形之痰，因此祛痰治法应贯穿于哮喘治疗的始终。哮喘患者，其痰邪致病有自己的特点，主要以痰邪壅肺、肺气不宣、肺脉痹阻不畅为主要表现，祛痰之法以宣肺平喘、化痰宽胸为要务。许老善用麻杏石甘汤宣肺平喘、宽胸化饮，喜用小青龙汤、瓜蒌薤白半夏汤等。许老常用药物有麻黄、杏仁、射干、穿山龙、地龙、白果、紫菀、款冬花、浙贝母、前胡等。痰多者用法半夏、川贝母、白芥子；热痰者加黄芩、鱼腥草、瓜蒌皮、黛蛤散等；涤痰用葶苈子、皂荚丸；豁痰用制南星、远志、石菖蒲；消痰用莱菔子等。

医案

唐某，女，47岁。1998年7月25日初诊。支气管哮喘20余年，加重7天。患者20年前无明显诱因出现喘息气短，每遇受凉后症状加重，不能平卧。现喘息气短，喉中哮鸣有声，不能平卧，动则加重，咳嗽，痰白、容易咳出，时有心悸，纳眠可，二便调。舌红，苔薄黄，脉滑数。听诊双肺呼吸音粗，散在哮鸣音。

**中医诊断：** 哮病。

**西医诊断：** 支气管哮喘。

**辨证：** 痰热壅肺。

**治则：** 清热化痰，宣肺平喘。

**方药：** 定喘汤加减。

| | | | |
|---|---|---|---|
| 麻　黄 10g | 白　果 10g | 桑白皮 12g | 黄　芩 12g |
| 杏　仁 10g | 苏　子 15g | 紫　菀 12g | 款冬花 12g |
| 桔　梗 10g | 甘　草 10g | 厚　朴 10g | 穿山龙 30g |
| 地　龙 10g | | | |

黄芩清肺，杏仁、款冬花化痰，苏子、桔梗降气平喘，穿山龙、地龙祛风平喘。全方共奏宣肺平喘、清肺化痰之效。考虑患者支气管哮喘急性发作，同时予抗感染、平喘对症治疗，必要时配合激素治疗。

复诊时，诉服上方14剂后咳喘症状好转，咳痰量减少，舌淡红，苔白，脉弦。从患者舌苔、脉象及症状看，痰浊壅肺的症状好转，考虑患者素体肺肾两虚，在清热化痰、宣肺平喘的基础上加入益气补肾药物。上方去苏子，加生黄芪20g、生地10g，再服7剂。同时给予氨茶碱类支气管扩张剂辅助治疗。嘱患者避风寒，畅情志，适劳作。未再来诊。后电话随访，患者诉长期使用中药汤剂治疗，哮喘发作次数明显减少。

> **按：** 患者素体内积痰热，熏灼肺胃，引动宿痰。气促胸高，喉中哮鸣，张口抬肩，不能平卧，呛咳不利。病由痰火内郁，风寒外束所致。《医宗必读》曰："别有哮证，似喘而非，呼吸有声，呀呷不已，良由痰火郁于内，风寒束于外，或因坐卧寒湿，或因酸咸过食，或因积火熏蒸，病根深久，难以卒除。"治宜清肺泄热，顺气化痰。故必以麻黄、杏仁、穿山龙、地龙、桔梗开肺疏邪；白果、苏子、厚朴化痰降浊；黄芩、桑白皮之苦寒，除郁热而降肺；

> 紫菀、款冬、甘草之甘润，养肺燥而益金。数者相助为理，以成其功。哮喘痼疾，皆可愈也。

### （五）祛毒注重清热解毒

许老认为，哮喘的病因病机中，毒邪是一个不能忽视的重要致病因素。毒邪有多种表现形式，概括为外来之毒和内生之毒：凡是来源于身体之外、有害于身体健康的物质，均归于外来之毒；凡来源于体内、人体不需要的、有害于健康的物质，统归于内生之毒。由于毒邪具有内在、共同的病理基础，所以不论毒邪是来自外还是内生，均有许多类似的临床特征，如暴发性、顽固性、多发性、内损性、依附性。许老认为，对于哮喘患者，其毒邪主要为热毒，有热就有毒，热因毒而生，无毒不起热，且实邪与痰热均可产生毒邪，临床上表现为初起症见低热、咽痛不适、干咳较剧，继之喘促哮鸣。因此，许老指出，对于哮喘患者而言，祛毒重在清热解毒，常用药物有板蓝根、鱼腥草、金荞麦等。许老最喜用的清热解毒药为板蓝根，认为板蓝根"治天行热毒"（《日华子本草》），"解诸毒恶疮，散毒去火"（《分类草药性》），在临床上清热凉血、抗病毒、抗菌作用明显，还能够促进身体的康复和增强免疫力与抵抗力。对于此药，许老每每用到30g。

医案

李某，女。发热、咳嗽伴喘憋2天，加重1天。发热，咳嗽，喘憋，喉中哮鸣有声，痰黄、不易咳出，喉咙痛，口渴，大便干，小便黄。急性病容，双肺听诊有哮鸣音。舌质红，苔薄黄，脉弦数。

**中医诊断：**哮证。

**西医诊断：**支气管哮喘。

**辨证：**风热犯肺，肺阴虚。

**治则：**清热解毒，宣肺平喘，养阴润肺。

**方药：**

| 防　风 15g | 生　地 15g | 百　合 12g | 麦　冬 15g |
| 金银花 20g | 连　翘 15g | 牛蒡子 15g | 麻　黄 10g |

| 杏　仁 12g | 射　干 12g | 白　果 12g | 穿山龙 30g |
| 辛　夷 15g | 板蓝根 30g | 菊　花 15g | 桑　叶 15g |

金银花、连翘、牛蒡子、穿山龙、辛夷、板蓝根、菊花、防风、桑叶疏风清热解毒，麻黄、杏仁、射干、白果降气平喘，生地、百合、麦冬养阴润肺。全方共奏疏风清肺、宣肺平喘、养阴润肺之功。

二诊时，喘憋减轻，发热缓解，喉中哮鸣声消失，肺听诊哮鸣音减少。舌质红，舌苔薄白，脉滑数。患者肺热减轻，去板蓝根、金银花、连翘，久病肺脾两虚，加黄芪、山药补益脾肺。

**方药：**

| 防　风 15g | 生　地 15g | 百　合 12g | 麦　冬 15g |
| 牛蒡子 15g | 麻　黄 10g | 杏　仁 12g | 射　干 12g |
| 白　果 12g | 穿山龙 30g | 辛　夷 15g | 菊　花 15g |
| 桑　叶 15g | 黄　芪 20g | 山　药 12g | |

经治疗，患者症状好转。

> **按：** 患者久病咳喘，急性加重。为内有胶固之痰，外有非时之感，外感易祛，胶痰难除。遂宗《素问·至真要大论》的"风淫于内，治以辛凉，佐以苦甘"之训，辛以散风，凉以清肺，用金银花、连翘、菊花、牛蒡子、防风、辛夷、板蓝根等散上焦风热，清热解毒；百合、生地、麦冬祛胶固之痰；麻黄、杏仁、射干、白果、穿山龙宣肺平喘止咳。复诊时，外邪已减，重在化痰，合用玉屏风散，则肺气得宣，胶痰得得化，咳喘平复。

## （六）祛瘀注重活血通络

许老根据《素问·痹论》中的"心痹者，脉不通……暴上气而喘"，唐容川《血证论》中的"盖人身气道，不可阻滞……内有瘀血，气道滞塞，不得升降而喘""瘀血乘肺，咳逆喘促"等论述，并结合自己的临床经验，认为瘀血阻滞、脉络不通是哮喘因病机的重要组成部分。肺主治节而朝百脉，哮喘患者患病时间较长，不仅肺气不能宣发肃降，日久还会内生瘀血，瘀血生则脉络阻塞，邪去无路，则瘀滞不化，痰不易消，气道不易通畅，故喘咳难平。

因此，许老在处方用药时常加用活血药物，并且活血药多选用既有活血化瘀通络作用，又有祛痰止咳平喘作用的药物，如地龙、穿山甲、当归、川芎、赤芍、丹参、桃仁等。他认为气虚血瘀者宜补气活血，常用当归、川芎、丹参合党参、黄芪等；痰结血瘀者则宜通络逐瘀，因久病入络，痰瘀胶结，血瘀程度较重，可加用具有活血通络作用的虫类及动物类药，如地龙、全蝎、穿山甲等；血瘀兼热者宜清热、凉血、活血，可用丹参、郁金、大黄、地龙；寒证可用当归、川芎、红花；而桃仁性平，寒证、热证均适用。

医案

赵某，男。咳喘 20 年，加重 17 天。患者 20 年前因气候变化而发咳喘，曾在西苑医院治疗，诊断为哮喘，药用肺喘宝胶囊等治疗，此后每逢受凉则哮喘反复发作。咳喘憋气，胸部胀满，不能平卧，动则加重，咳白痰、黏稠易咳。慢性病面容，气短，呼吸气促。舌暗红，苔薄白，脉沉细。

**中医诊断：**哮病。

**西医诊断：**支气管哮喘。

**辨证：**痰热郁肺。

**治则：**清热化痰，宣肺平喘。

**方药：**麻杏石甘汤加味。

| | | | |
|---|---|---|---|
| 炙麻黄 10g | 生石膏 20g | 杏　仁 10g | 甘　草 6g |
| 浙贝母 10g | 枇杷叶 10g | 紫　菀 10g | 竹　茹 10g |
| 芦　根 30g | 冬瓜仁 10g | 炒薏苡仁 20g | |

患者哮喘日久，治之失当，长期使用激素，逐渐加重。其以正虚为主，但亦有痰浊、血瘀等邪实的一面。加浙贝母、紫菀等意在化痰止咳。

二诊时，咳喘好转，活动后气短。舌淡红，舌苔薄白，脉沉细。经治疗，痰热减轻，目前仍以正虚为主，但亦有痰浊、血瘀等邪实的一面。治以清热宣肺平喘，止咳化痰活血。方选麻杏石甘汤合玉屏风散。

**方药：**

| | | | |
|---|---|---|---|
| 炙麻黄10g | 生石膏20g | 杏　仁10g | 甘　草6g |
| 浙贝母10g | 丹　参20g | 紫　菀10g | 当　归15g |
| 黄　芪30g | 炒白术20g | 防　风10g | 生　地30g |

黄芪、白术、生地、防风意在补益肺肾，当归、丹参意在活血。全方共奏清热宣肺平喘、止咳化痰活血之效。经治疗患者症状明显好转。

> **按：** 许老认为，慢性咳喘的病理因素以痰为主。内有胶固之痰，宜用里药；外有非时之感，宜用表药。外感易祛，胶痰难除。外邪阻肺，邪正相交，肺内郁热，炼液为痰，痰热内生，肺失宣肃，故而咳嗽频作、痰难咳出。麻黄、杏仁，辛甘发散之物也，可以疏表而定哮；浙贝母、枇杷叶、紫菀、竹茹、芦根、炒薏苡仁、冬瓜仁，清金保肺之物也，可以安里而定喘；生石膏清肺热，甘草调和诸药。数者相助为理，以成其功，哮喘痼疾可愈。二诊治法不变，合玉屏风散益气健脾，固表祛痰，以绝反复。痰瘀同源，加活血之品以活血通络。

### （七）激素依赖性哮喘注重滋肺阴、养肾阳

支气管哮喘是一种慢性气道炎症性疾病，糖皮质激素作为最有效的抗炎药物，在控制哮喘中发挥着重要作用，但临床上一部分患者对糖皮质激素治疗存在依赖性，而激素的长期大量使用会造成严重的全身不良反应，不仅使患者体内糖皮质激素受体水平下调，亲和力下降，而且导致下丘脑－垂体－肾上腺轴的功能严重受损，甚至发生组织萎缩，最终导致衰竭。许老在长期临证的过程中对缓解期激素依赖性支气管哮喘患者的激素撤减和毒副作用减少总结了丰富的经验。

在临床治疗缓解期哮喘的过程中，许老一贯坚持辨证论治与中西医结合的治疗原则。许老认为激素依赖性支气管哮喘以肺阴虚、肾阳不足型多见。肺主气，为五脏六腑之华盖，位于上焦，肾藏精，为水脏，居于下焦，在五行中，肺属金，而肾主水，金水相生，互有影响。对中医而言，激素属于阳热之品，长期应用易耗伤阴液，肺阴亏损，迁延不

愈，金不生水，"母病及子"，久病伤肾，肾阴虚耗，可形成肺肾阴虚证，清代蒋宝素指出："喘因痰作，痰由火生，总是阴亏，治当求本。"临床上可见到长期应用激素的患者出现潮热、盗汗、烦躁、眠差、舌红少津、苔薄黄等阴虚热证，此时切不可大剂量使用苦寒之剂。许老在临床治疗上强调顾护阴液，以滋阴降火为其正治，常选用百合固金汤、沙参麦冬汤及六味地黄丸加减，临证时常用百合、麦冬、玄参、生地滋阴降火及六味地黄丸滋补肾阴，既可减少激素的用量，同时又可减轻激素的毒副作用。另外，他还观察到用滋阴降火的方法还可以治疗有"满月脸""水牛背"等表现的库欣综合征。

一身阴阳皆根于肾，阴损及阳，阴阳两虚，终致肾阳耗竭。许老在临床上观察到长期应用激素的患者容易感冒，且多有腰酸腿软、怕冷、心悸、自汗、尿多、舌淡等肺肾阳虚之证，清代王旭高指出："汗多气升，肺伤及肾，肾气虚而不纳矣，法当补肾纳气。"许老在临证时常予以仙茅、淫羊藿温补肾阳，并以葛根升举阳气，玉屏风散补肺，临床常可获效，从而逐渐撤减激素，这可能与温补肾阳法提高了肾上腺皮质的兴奋性有关。

总之，激素依赖性哮喘患者的症状千变万化，还须具体分析，辨证治疗。许老强调，对于激素依赖性哮喘一定要坚持个体化治疗，临床上除给予药物治疗外，心理治疗也是必不可少的一环。

医案

温某，女，52岁。支气管哮喘20余年。常年口服醋酸泼尼松片，每日20mg，以控制症状，现已出现"水牛背""满月脸"等激素不良反应。患者诉每遇受凉或吸入异味则发作哮喘，发作时喉中痰鸣，喘息憋气，咳黄痰，时有发热。经吸入沙丁胺醇气雾剂及口服茶碱缓释片、激素治疗，症状控制不理想，每月发作2~3次。平素易感冒，怕冷，自汗出，气短，动则气喘加重，腰酸腿软。舌质暗、有瘀点，苔黄，脉沉细。

**中医诊断：**哮病。

**西医诊断：**支气管哮喘。

**辨证：**肺肾两虚，兼热毒血瘀。

**治则**：补益肺肾，活血化瘀解毒。

**方药：**

| | | | |
|---|---|---|---|
| 生黄芪 20g | 炒白术 15g | 防　风 15g | 生　地 15g |
| 麦　冬 15g | 麻　黄 10g | 杏　仁 10g | 射　干 12g |
| 穿山龙 30g | 瓜　蒌 15g | 板蓝根 20g | 丹　参 15g |
| 川　芎 12g | | | |

连续服药 21 剂后，患者气短明显减轻，夜间少发作，将醋酸泼尼松片减至每日 15mg。仍以上方加减。

**方药：**

| | | | |
|---|---|---|---|
| 生黄芪 20g | 白　术 10g | 防　风 15g | 生　地 15g |
| 百　合 12g | 麦　冬 15g | 麻　黄 6g | 杏　仁 12g |
| 射　干 12g | 瓜　蒌 15g | 丹　参 20g | 川　芎 15g |
| 板蓝根 20g | 红景天 10g | | |

继服 21 天，患者基本已无气短，诸症均减轻，激素继续减量至每日 10mg。此后以玉屏风散加补肾之品治疗 2 个月，患者醋酸泼尼松片减为每日 5mg。追访 1 年，患者哮喘未再发作。

> **按**：许老认为，该患者为中老年女性，有哮喘病史 20 余年，哮喘发作频繁，且该患者长期大量应用激素，属于激素依赖性哮喘患者。激素依赖性哮喘，临床常可见阴虚或肺肾两虚之证，兼有血瘀热毒之象。结合本患者症状、舌脉，辨证属于肺肾两虚，兼热毒血瘀。故治疗予以玉屏风散补益肺气固表，六味地黄丸加减补肾阴，佐以清肺化痰、活血通络、清热解毒之品。扶正而不忘祛邪，标本兼治，而致肺肾固，邪不可干，故哮喘平。

## 三、中西医综合防治哮喘之认识

### （一）辨病与辨证相结合

中医和西医是两种不同的医学体系，应从不同的角度探讨哮喘的发病机制。可采用现代科学手段对目前治疗哮喘有效的中药方剂或单味中药的抗炎药理机制进行分子水平的探讨，探索开发新的抗炎、抗哮喘药物，同时探索哮喘缓解期不同治法的机制。许老认为，中西医结合是我国防治哮喘的主要特色，特别在缓解期，中医药有着重要的"治本"思路和具体措施，通过中西医结合的优势，可以提高哮喘的治疗效果，改善其预后。

（1）辨病治疗。对于重症哮喘和急性发作期哮喘，适当配合西医治疗比单纯用中医治疗见效快、疗效好。此时多与患者性命相关，不容有门户之见。对于危重的患者，应立即给予支气管扩张西药，直至解除呼吸窘迫、缺氧状态；对中型或轻型患者，单用中药辨证施治便可取效。

（2）辨证治疗。辨寒热、辨虚实是治疗哮喘的关键。根据患者哮喘发作的证候和诱因，患者的工作、生活环境，性别，年龄，以及痰的颜色、黏稠度、气味，结合舌脉及整体状态进行辨证，再按"急则治其标，缓则治其本"的原则治之。急性期采取温肺化痰平喘法和清肺祛痰平喘法、养阴润肺平喘法等。许老特别强调观察患者是否存在表证，所谓"有一分恶寒，就有一分表证"，如有表证，则余邪未尽，必先解表散邪。各型哮喘多存在痰瘀兼证，治疗中要适当加用活血化瘀之品。缓解期则以扶正固本为主要治疗原则，根据不同证型分别采取益气补肺固表法和健脾化痰益气法、补肺益肾纳气法等，防止哮喘复发或延长缓解期，使病情得到控制，提高生活质量。

许老在坚持中西医结合治疗不断取得新成果的基础上，对中西医结合防治哮喘研究的现状及远景做了一些研究。他认为，近年来国内外在哮喘的基础医学领域有很多进展，实验方法已由细胞水平发展到分子水平，但临床上哮喘的发病率及死亡率却有增无减，中西医结合将是治疗哮喘的有效方法。中西医结合，可利用现代科学技术的发展，从古代浩瀚医籍文献中筛选出方剂，结合现代医家个人经验，采用西医辨病、中医辨证的方法。这样既治疗了证候，又控制了病因，取中西医两者之所长，相互渗透；同时又避免了各自的缺点。中药是天然药，毒副作用小，中药、西药结合应用，其疗效优于单用西药，亦优于单用中药，未来在防治哮喘方面将呈现光明远景。中西医结合对本病研究方法、途径及思路是：由于现代基础医学的发展已确认哮喘发生、发展的病理生理特点是气道变应性炎症造成气道反应性增强，因此评价中医、西医、中西医结合治疗本病的疗效，除参考患者症状、体征、舌苔、脉象的改变外，还应通过肺功能测定及气道内炎症标志物、炎细胞数目、细胞因子、细胞介质等项加以衡量。许老认为，通过现代免疫学、药理学技术进行单味和成方的研究是防治哮喘的又一有效途径。目前已进行的免疫学、药理学研究已证实中药对哮喘的疗效是肯定的。例如，降低哮喘患者体内 IgE 的中药有甘草、柴胡、生地等，成方有小青龙汤、麻杏石甘汤、柴朴汤、小柴胡合半夏厚朴汤等；抑制呼吸道炎症细胞黏附和趋化作用的中药为柴胡，其中起主要作用的成分是从中提取的柴胡皂苷；抑制炎症细胞释放炎症介质的中药有黄芩、麻黄、辛夷、细辛、郁金、五味子等；可拮抗组胺的中药有细辛、五味子、干姜、莪术、苍术，成方有小青龙汤等。另外，雷公藤可控制气道炎症，调节颗粒细胞-巨噬细胞集落刺激因子信息核糖核酸的表达，减少嗜酸性粒细胞及中性粒细胞对气道的浸润并减轻支气管上皮的损伤；动物药复方（蛤蚧、白花蛇、全蝎）能抑制组胺的释放及减少前列腺系列介质 PGE 合成及血清中的 IgE；中药柴朴汤可显著抑制变应原诱发的豚鼠哮喘，减少嗜酸性粒细胞在气道的浸润而抑制速发型哮喘反应和减缓气道高反应性，同时亦能抑制气道内黏附分子对嗜酸性粒细胞的吸引及黏附，提示中药复方可对抗气道炎症。由此可见，从免疫学的角度研究中医药大有可为，目前，还有许多工作有待进一步研究和发掘。

## （二）标本兼治

许老认为，哮喘发作时为本虚标实、下虚上实之候，主张肺肾同治。肺肾同司气体之出纳，《类证治裁》曰："肺为气之主，肾为气之根，肺主出气，肾主纳气，阴阳相交，呼吸乃和，若出入升降失常，斯喘作焉。"肾阳不足则难以化气，哮喘之所以易反复发作，除了与外感、情志、劳倦等有关外，关键在于肾元不固，摄纳失常。正气虚于肾，邪气实于肺，往往是哮喘发作时的主要病机。肺肾同主津液的运行，哮喘的病理因素以痰为主，而痰的产生责之于肺不能布散津液、脾不能运输精微、肾不能蒸化水液。肾主水，肺有通调水道的功能，肾阳虚衰、肺失通调皆可以使水湿不归正化，酿湿生痰，成为发病的"夙根"。哮喘反复发作主要与禀赋不足和易感外邪有关，二者往往互相影响，互为因果。肺合皮毛，主卫外，卫气不充，则易受邪侵，卫气充盈，除依赖于肺气的宣发外，又与肾关系密切，《灵枢·营卫生会》有"卫气出于下焦"之论，周学海也说："卫气者，本于命门，达于三焦……"可见，肾之阳气不足与外感邪气内外合因，更易导致哮喘时发时止，迁延不愈。此时治疗应该扶正与祛邪并重，既要清泻上焦痰热实邪，又须温补下焦不足之阳气，且哮喘发作每夹痰夹瘀，痰瘀皆为阴邪，非温不化，这就是虽属热哮仍须加入温热之品的缘故。由于哮喘的病因病机为宿痰内伏于肺，复感外邪，加之饮食不当、冷暖失宜、情绪不畅等诱因，使痰随气升，气因痰阻，互相搏结，壅塞气道，肺失宣降。宿痰的成因与先天禀赋不足、脏腑功能失调有关。中医学已认识到哮喘与肺、脾、肾三脏有密切关系。患者多表现有不同程度的肺、脾、肾三脏亏损不足，且疾病性质多为虚实夹杂、本虚标实，以痰瘀、外邪等因素为标，以肺、脾、肾三脏虚损为本。在这种前提下，对于反复发作、缠绵难愈的患者，应标本兼治、肺肾同治或肺脾同治，益气养阴、化痰祛瘀、攻补兼施。许老认为，标本兼治是从中医整体观点出发，结合西医学研究总结出的原则。西医学研究认为，清肺（温肺）化痰平喘等治标的方法，可以取得缓解支气管痉挛的效果，而补肺健脾、固肾纳气、益气养阴等治本的方法，则可提高下丘脑－垂体－肾上腺皮质轴功能，促进肾上腺皮质激素分泌，影响过敏反应和非过敏反应的主要环节，抑制炎性细胞、炎性介质释放，控制炎症，降低气道反应性，从而缓解哮喘发作。

### （三）治病求本

《景岳全书·喘促》说："喘有夙根，遇寒即发或遇劳即发，亦名哮喘。"所谓"夙根"，是指内伏于肺的宿痰。哮证的病理因素以痰为主，肺不能布散津液，脾不能运输精微，肾不能蒸化水液，以致津液凝聚成痰，伏藏于肺，成为夙根。随着西医学的不断发展，人们认识到哮喘的发病机制与气道炎症及气道高反应性密切相关。许老从中西医结合的观点出发，提出气道炎症及气道高反应性就是哮病夙根的根本内涵，这也是哮喘的病机根本。治疗必须抓住关键，适时采取传统中医药与现代免疫学研究成果相结合的方法，方能达到治疗哮喘的目的。因此，改善气道高反应性，阻止炎性介质的释放，是治疗哮喘的关键所在。扶正固本治疗应分虚实，辨脏腑，益气固表补其肺，补脾豁痰以健运，补肾纳气止哮喘，治疗的目的是纠正"易感外邪"，消除或减轻气道炎症和降低气道高反应性，从根本上治疗哮喘。固本治疗从以下思路入手：观察补肾治疗是否可纠正哮喘基因的表达，是否可改善细胞免疫功能（调节细胞因子）和体液免疫功能（降低 IgE 水平）；观察润肺治疗是否可以改善气道局部的免疫功能［IgE 水平、嗜酸性粒细胞数目和活性、嗜酸性粒细胞阳离子蛋白（ECP）水平、淋巴细胞亚群的种类、某些白细胞介素（IL - 4、IL - 5 和 IL - 13）等某些细胞因子的水平等］的变化；观察补脾治疗是否可以调节哮喘患者的全身免疫功能异常；观察祛痰化瘀是否可以抑制气道高反应性和迟发性哮喘反应。

医案

患者，女，47 岁。2008 年 6 月 21 日初诊。患者 30 多年前曾有数次喘息、气短发作，服中药汤剂（具体药物不详）后未再发作。3 年前因天气变化受凉后喘息再次出现，就诊于西苑医院，诊断为支气管哮喘。此后每遇冷空气或吸入异味后即发作喘息、气短，每月发作 2～3 次。目前喘息、气短症状缓解，基本不咳嗽，咳少量黄黏痰，咳痰不畅，吸入异味后不适，晨起偶打喷嚏。平素易感冒，腰腿酸软，怕冷，周身乏力，不耐劳累。纳、眠可，二便正常，舌红，苔白，脉弦小滑。

**中医诊断：**哮病。

**西医诊断：**支气管哮喘缓解期。

**辨证：**肾阳虚，痰瘀阻肺。

**治则：**补肾阳为主，佐以清热化痰。

**方药：**麻杏石甘汤合金匮肾气丸、二仙汤加减。

| | | | |
|---|---|---|---|
| 蜜麻黄 10g | 苦杏仁 10g | 生石膏 20g | 生　地 15g |
| 山茱萸 15g | 茯　苓 30g | 泽　泻 10g | 丹　皮 10g |

山　药 15g　　　紫苏子 10g　　　穿山龙 30g　　　白　果 10g

浙贝母 15g　　　仙　茅 15g　　　淫羊藿 15g

早晚各 1 次，饭后半小时温服。腰为肾之府，肾阳虚则腰膝酸软、怕冷，故以六味地黄丸加仙茅、淫羊藿温补先天之肾阳以养五脏六腑之阳，以麻杏石甘汤、浙贝母、紫苏子辛凉宣泄，清肺平喘，祛除肺中"伏痰"。

2 周后复诊时，症状好转，怕冷较前明显改善，不喘，基本不咳，但仍咳痰不利，咽部不适，纳、眠可，二便调。舌红，苔薄黄，脉小滑。患者病机仍为肺肾两虚，但痰热瘀互阻于肺为目前的主要病机，故治疗上转为清热化痰、活血化瘀及补肾益气。故上方去仙茅、淫羊藿、穿山龙、白果、紫苏子，加鱼腥草 30g、黄芩 10g，14 剂。复诊时，怕冷症状已明显改善，而引起哮喘发病的病理因素痰与瘀血仍然存在，故治疗转为以清热化痰及活血化瘀为主，兼以补肾益气。故首诊方去偏热性之仙茅、淫羊藿、穿山龙、白果、紫苏子，加黄芩、鱼腥草等清肺化痰，同时加红曲、红景天活血祛瘀，益气补肺，破除哮喘发作的关键环节，减少发作次数，减轻发作时症状。

三诊时，服药后自觉周身乏力改善，不咳嗽，基本无痰。调整方药为玉屏风散合六味地黄丸加减。此时，患者整体状况良好，但因患者平素怕风，肺卫不固，故调整中药为玉屏风散合六味地黄丸加减，使肺肾固，咳喘平。同时结合哮喘宣教，避免危险因素，使患者病情稳定，达到预期效果。

后一直门诊随证加减，服用中药控制症状。

> **按：** 该患者有哮喘病史 30 余年，少年发病，素体虚弱，哮喘发在肺，病久及肾，肾不纳气，气不归元，肺肾相互影响，日久二者俱虚，结合患者症状、舌脉，辨证为肺肾两虚、痰瘀阻肺。根据辨病辨证、标本兼治、治病求本的原则，治疗时侧重点亦应随证改变。肾阳不足为主时用六味地黄丸、仙茅、淫羊藿等温补先天之脏，少火生气，坚固肾府；肾府已固，宿痰仍停伏于肺，隐患未除，外邪、情志因素等易诱发喘息再作，故用麻杏石甘汤、黄芩、

鱼腥草、浙贝母等化痰清肺；肺病日久，涉及血分，气虚血瘀，痰瘀交阻，故用黄芪、当归等益气活血化瘀。诸药配伍，共奏补肾益气、化痰祛瘀之功。

### （四）临床解惑

**1. 关于激素依赖性哮喘的治疗经验**

激素依赖性哮喘是呼吸系统难治疾病之一，它是由于支气管哮喘反复严重发作，患者长期大量应用激素以控制气道非特异性炎症，从而对激素产生依赖性或治疗不当所造成。临床多表现为气道炎性症状迁延难愈，肺功能持续性下降，同时伴有激素的各种毒副作用。该病患者在大剂量应用激素治疗后，往往于哮喘症状缓解或减轻的同时伴见医源性肾上腺皮质功能亢进，在激素减量或停服后，又表现为医源性肾上腺皮质功能不全而发生哮喘，病情反复，恶性循环，使哮喘越发越重，激素越用越多，难以撤离，严重者甚至导致死亡。

激素依赖性哮喘，目前尚无理想的治疗方法。许老经长期研究总结出：只要按不同证型辨证施治，加以扶正祛邪即可取得较好疗效。例如，对于长期应用糖皮质激素治疗的哮喘患者，采用补肾治疗可以改善其下丘脑－垂体－肾上腺皮质轴的功能。许老强调，对于激素依赖性哮喘一定要坚持个体化治疗，利用中医辨证施治的优势，除给予药物治疗外，心理治疗也是必不可少的一环。

**2. 激素依赖性哮喘的主要特点**

在大剂量应用激素及激素撤减过程中易见三种病机形式：阴虚火旺，痰热互结；阴阳俱虚，寒热错杂；肾阳亏虚，痰瘀互阻。①阴虚火旺，痰热互结多见于哮喘重症。患者素体阳盛，或平素肝郁气滞，气郁化火，或为阴虚火旺之体，加之激素类似于纯阳壮火药物，大量长期作用于人体，使阳亢愈加明显，阳盛则热，表现为壮热、面红目赤、心烦易怒、躁动不安、失眠、满月脸、水牛背等症。此为病之初，肾上腺皮质功能尚可能健全。阳盛则阴病，阳盛日久耗伤机体的阴液，疾病由实热证转化为虚热证或实热阴亏证，故患者在有热象的同时出现腰膝酸软、手足心热、口渴、盗汗、耳鸣、小便短赤、大便干燥等阴虚火旺之症状。热可炼液为痰，若患者素有痰湿中阻，寒痰热化，则可见胸憋、喘息难以平卧，气粗痰鸣，痰黄黏且量不多、排吐不利，两肺散在干啰音，舌红，苔黄腻，脉弦滑等症。②阴阳俱虚，寒热错杂多见于患者病情稳定后。患者由于外来助阳药物用量减少，加之本病迁延日久，阴损及阳，初现肾阳亏虚之证，形成阴阳失衡、寒热错杂之势，这一时期患者肾上腺皮质功能受到严重抑制。亦有初始即见有气虚或阳虚者，这与患者素体阳虚、气虚有关。此时，本虚标实之证愈加明显，本虚以肾阴阳两虚为主，标实则为寒热错杂、痰瘀互结。患者可见胸憋、动则喘甚、痰白清稀量多易咳、面浮白、形寒怕冷、肢冷便溏等阳虚证，也可见潮热盗汗、手足心热、形体消瘦、眩晕耳鸣等阴虚证，以及口唇多紫暗、舌质淡嫩少苔或紫暗而胖、边有齿痕、脉细滑等。③肾阳亏虚，痰瘀互阻多见于缓解期。表现为肺、脾、肾、心阳俱虚，其中肾阳亏损尤为突出。除上述阳虚症状外，尚可见腰酸腿软、心悸、短气、乏力自汗、尿多便溏、极易外感等症。此时由于阳虚极甚，患者极易发生哮喘复发或加重。经过一段时间大剂量激素的应用，肾上腺皮质功能严重受损，激素受体耐受力或亲和力下降，激素重复使用后效果很差，疾病进入恶性循环阶段，难以控制。

### 3. 激素依赖性哮喘的辨证论治

激素为纯阳之品，使用日久必致阴液亏损，阴损及阳，阴阳两虚，终致肾阳耗竭，而对激素依赖性哮喘的辨证论治关键在于根据激素使用的不同情况，对证调整阴阳，帮助患者稳定病情，以恢复肾上腺皮质功能。具体辨治与用药如下。

（1）阴虚火旺，痰热互结。治宜滋阴降火，清热化痰，降逆平喘。方选知柏地黄丸合金水六君煎化裁，药用生地、当归、山药、山茱萸、牡丹皮、泽泻、知母、黄柏、陈皮、法半夏、茯苓等。若为火证不显著者，可用七味都气丸化裁。

（2）阴阳两虚，寒热错杂。此期病情最为复杂。一方面由于长期应用激素，机体的下丘脑－垂体－肾上腺皮质轴功能受到严重抑制，神经内分泌功能紊乱，免疫功能异常；另一方面激素的各种毒副作用在患者身上已逐渐表现出来。因此，本虚标实、虚实相兼、气血不调、寒热错杂于此期表现尤为突出。治宜调整寒热，双补阴阳，降逆平喘。

（3）肾阳亏虚，痰瘀互阻。遵照"善补阳者，必于阴中求阳"的原则，治宜补血益气、温阳补肾、降逆平喘。长期大量使用激素，干扰了体内的阴阳平衡。本病先期临床多见阴虚火旺证，此时予扶正滋阴法，可以在一定程度上抵制激素的副作用，减轻患者阳亢的症状，为撤减激素做好准备。阴虚日久必损及阳，开始撤减激素后，体内虚阳缺少外来纯阳之品的支持，阳虚日益明显，日久及阴，临床上多见阴阳两虚、寒热错杂证。此时应予阴阳双补、气血双调、扶正治本之法以稳定病情，并帮助恢复被抑制的肾上腺皮质功能。激素停用后，由于"病久及肾"，且"肾为气之根"，因此阳虚更明显，尤其是肾阳，此时给予温阳补肾之法，不仅可培补根本，更有益于恢复肾上腺皮质功能。

总之，激素依赖性哮喘属于虚喘，在大剂量应用激素后常见，在激素撤减过程中也可见到，治疗重在补益，兼以祛邪。根据病机的不同可分别给予滋阴降火、阴阳双补、气血并调、温阳益气等扶正疗法，在减轻患者对激素的依赖的同时，帮助减轻激素的毒副作用，从而稳定病情，防止哮喘复发。

4. 关于哮喘病机中肺肾关系的论述

《类证治裁》所载"肺为气之主，肾为气之根，肺主出气，肾主纳气，阴阳相交，呼吸乃和。若出入升降失常，斯喘作焉"，充分阐明了哮喘与肺肾的密切关系。许老认为，支气管哮喘的病机根本在于肾气虚、肾阳虚。肾主纳气，呼吸虽由肺所主，但吸入之气必须下归于肾，由肾气为之摄纳。因此，肾气不足往往是哮喘发病的根本，也是哮喘反复发作、经久难愈的主要原因。研究表明，肾上腺所分泌的糖皮质激素、儿茶酚胺等在哮喘的发病及治疗中起关键作用。肾虚证，尤其是肾阳虚者，存在下丘脑－垂体及3个靶腺（肾上腺皮质、甲状腺、性腺）所组成的神经内分泌轴功能紊乱。因此，哮喘患者"肾虚质"与这种神经内分泌轴功能紊乱所致的机体内在抗炎能力不足有关。导致肾阳不足的原因有以下两点。①先天禀赋不足。肾为脏腑之本，十二经之根，呼吸之本，三焦之源，肾气不足往往导致哮喘发生，如《问斋医案》

的"二天不足，脾肾双亏，驯致风伏肺经，哮喘屡发"。②久病导致肾虚。哮喘长期反复发作，引起肺气耗损，母病及子，导致肾阳亏虚，正如《王旭高临证医案》所谓哮喘"久发不已，肺虚必及于肾"。

另外，"痰"是哮喘发作的主要病理因素，朱丹溪在《症因脉治》中指出："哮病之因，痰饮留伏，结成窠臼，潜伏于内，偶有七情之犯，饮食之伤，或外有时令之风寒，束其肌表，则哮喘之证作矣。"人体水液的代谢有赖于阳气的蒸化与推动，肾为水脏，主津液，肾阳是诸阳之本，当肾阳不足时，水液不得蒸化，易凝聚成痰，如藏伏于肺，则成为哮喘发病的潜在凤根。如《景岳全书》云："夫痰即水也，其本在肾。"明代医家王节斋云："痰之本，水也，原动于肾；痰之动，湿也，主于脾。""五脏之病虽俱能生痰，然无不由脾肾。"因此，许老认为肾中阳气充足，则水液代谢正常，痰液无以生，则会减少哮喘反复发作的次数。

5. 关于补肾益气法在哮喘治疗中的重要性

许老认为，哮喘患者常表现为呼吸短促，气不接续，尤其是活动后、上楼时则喘促加重，这都是肾虚不能纳气的表现。中医所谓之"虚喘"，虽有肺气虚、脾气虚者，但肾气不足才是发病的关键，而中医治疗的根本大法是温补肾气。补肾益气之法对多种疾病和状态均具有较好疗效，其部分机制可能与从整体上改善下丘脑－垂体－肾上肾皮质轴功能及免疫功能等有关，从而对局部病变起到了"调节整体，改善局部"的治疗效果。将补肾益气药与糖皮质激素等现代药物的联合应用，可扬长避短，优势互补。

许老在临床上常以二仙汤为主方加减。方中仙茅、淫羊藿、巴戟天温肾阳，补肾精。淫羊藿具有温肾壮阳、强筋骨、祛风湿的功能，同时具有镇咳、祛痰、平喘、抗炎、抗衰老等作用。仙茅味辛性温，温养肾中之阳，《海药本草》谓其"主风，补暖腰脚，清安五脏，强筋骨，消食"。许老应用本方多取仙茅20g、淫羊藿20g，如有便溏加补骨脂15g。研究表明作为淫羊藿主要有效成分之一的淫羊藿苷可抑制凋亡基因 $Bcl-2$、促进凋亡基因 Bax 蛋白的表达，促进哮喘小鼠肺组织嗜酸性粒细胞（EOS）凋亡，减少 EOS 浸润，减轻哮喘气道炎症反应；可以通过增强下丘脑－垂体－肾上腺皮质轴的功能，促进内源性糖皮质激素的释放，提高血清 γ 干扰素水平，调节 Th1 和 Th2 型细胞因子平衡，具有类激素样作用。许老临床常同时加用大剂量黄芪大补元气，《本草便读》称黄芪"善达表益卫，温分肉，肥腠理，使阳气和利，充满流行，自然生津生血"。研究表明，淫羊藿和黄芪可调节下丘脑－垂体－肾上腺皮质轴功能，促进促肾上腺皮质激素和糖皮质激素的合成，从而抑制哮喘的发生发展，从而减轻哮喘发作和气道炎症。

### 6. 关于解痉平喘药对运用的分析

许老治疗哮喘常加用一些具有解痉平喘作用的药对，如地龙和穿山龙。许老认为，地龙味咸、性寒，归肝、肺经，具有清热化痰、通络平喘作用，善于祛风解痉化痰。现代药理研究表明，地龙具有抗炎、抗组胺和显著的舒张支气管作用，并能对抗组胺及毛果芸香碱引起的支气管收缩，止喘的有效成分是琥珀酸、次黄嘌呤。穿山龙具有祛痰平喘、活血宣痹之功，对乙酰胆碱喷雾诱发的支气管痉挛有预防作用。现代药理研究表明，穿山龙含有的薯蓣皂苷元与甾体激素类药物结构相近，是合成甾体激素的主要原料之一，因此其治疗哮喘的作用日益受到重视。地龙与穿山龙配伍，祛风解痉、化痰平喘作用相得益彰。因此，许老治疗哮喘时多用地龙、穿山龙平喘，但地龙有腥臭味，有些患者服用后食欲下降，如有这种情况应注意减量或停用。

紫菀与款冬花是止咳化痰的常用药对。《金匮要略》射干麻黄汤中用之平喘止咳，治疗喉中如有水鸡声；《本草正义》指出"款冬花，主肺病，能开泄郁结，定逆止喘，专主咳嗽，性质功用，皆与紫菀绝似。所以《本经》主治，亦复多同，于寒束肺金之饮邪喘嗽最宜。然气味虽温，润而不燥，则温热之邪，郁于肺经而不得疏泄者，亦能治之，又如紫菀开肺，寒热皆宜之例"；《本经疏证》指出"《千金》《外台》凡治咳逆久嗽，并用紫菀、款冬者，十方而九，则于此方亦不可不为要药矣。然二物者，一则开结，使中焦之阴化血，一则吸阴下归，究之功力略同，而其异在《千金》《外台》亦约略可见"。两者均属于辛温入肺经的止咳平喘中药，均能祛痰止咳、润肺下气，许老用之治疗各种咳嗽、气喘。

## 7. 季节性哮喘的中医治疗优势

季节性哮喘的西医防治原则与其他原因引起的哮喘是一样的，主要是应用糖皮质激素等进行抗炎、抗过敏及一些相应的对症治疗。临床应用有效却不能从根本上改善患者的体质，常常造成用药能控制，停药即复发，长期用药又不良反应多、疗效越来越差的局面。中医辨证治疗季节性哮喘应区分已发和未发，未发作时以正虚为主，已发作时正虚与邪实并见，大多数医者遵循"发时治标，平时治本"的原则。许老认为，脏腑虚弱贯穿于此类患者疾病状态的始终，所以无论已发、未发都应注重培补正气，从本调治。根据患者体质和脏气的不同虚候，采取益肾、补肺、健脾之法，发作时再配合清肺化痰、疏风解痉、行气平喘之法，以冀控制其发作。

咳喘不论新久均可用仙茅、淫羊藿、补骨脂、葛根补肾助阳，炙黄芪补气升阳、益卫固表；久病咳喘，多导致肺肾气阴两虚，可见咳喘无力、喘息气短、动则尤甚，或痰少而黏、形体消瘦、舌红少津、脉虚或细数，药用南沙参、麦冬、黄精、女贞子益气养阴，五味子收敛肺气；反复感冒、动则汗出、恶风者，加玉屏风散益气固表。痰浊壅肺，见咳嗽痰多、气喘痰鸣，选用苏子、苏叶、杏仁、黄芩、老鹳草、紫菀、款冬花、前胡、浙贝母清肺降气，化痰止咳；气机不畅、痰气壅塞，见喘咳胸满、咳痰难出者，加厚朴、白芥子、白果行气平喘。春秋接触变应原发病，加用地龙、僵蚕、蝉蜕疏风解痉，化痰平喘。现代药理研究证实，虫类药物有显著的抗过敏作用。夏季发病者，加赤芍、苦参清热凉血燥湿；冬季遇寒诱发者，加用干姜、姜半夏温肺蠲饮降逆。季节性哮喘合并变应性鼻炎者，症见鼻塞流涕、喷嚏时作，加用白芷、辛夷、连翘、野菊花疏风通窍、清热解毒。

由于季节性哮喘有一定的发病规律，因此可以采取措施未病先防，使哮喘免于发作或减轻发作程度。比如明确诱发哮喘的变应原，可尽量避免接触或少接触；有些地域性哮喘患者，在发病季节来临之前移居外地，可免于哮喘发作。但是这些方法在现实生活中很难做到，亦非治本之法。患者未发作时，应注重培补正气，补益肺肾，采用中医辨证治疗，既应区别主次，又须适当兼顾。因肾为先天之本，五脏之根，故预防及治疗时尤以补肾为要。此外，可应用穴位贴敷、针灸等法，综合调理，巩固疗效。

中医治疗季节性哮喘的优势远远大于西医，通过从整体观念出发，辨证施治用药，能够标本兼治，改善免疫状态，恢复脏腑功能，从而使此类患者的病情达到长期控制的目的。

8. 关于哮病病因病机的总结

哮病为痰阻喉间，痰气相搏所致的一种发作性痰鸣气喘疾患。临床发作时以喉中痰鸣有声、呼吸急促、甚则喘息不能平卧为特征，是肺系疾病中的痼疾。古今有关哮病论著颇多，尤以病因病机为著。病因、病机是辨证之根本，直接关系到立法组方，为便于临床治疗和科研需要具体汇述如下。

（1）病因。

1）外邪侵袭。肺开窍于鼻，外合皮毛，与外界气候有密切关系，故气候突变，由热转寒，或深秋寒冬季节，哮病发病率较高。外感风寒或风热之邪，未能及时表散，邪蕴于肺，壅阻肺气，气不布津，聚液生痰，如《临证指南医案·哮》载"宿哮……沉痼之病……寒入背俞，内合肺系，宿邪阻气阻痰"，或吸入花粉、烟尘、异味气体等，影响肺气宣降，使津液停聚，痰浊内蕴，均可导致哮病。

近代医家指出，在外邪中风邪最为重要，该病多发于春，且发病迅速，时发时止，反复发作，与风邪"善行而数变"有关，有人提出了"风盛痰阻，气道挛急"是其主要病机的观点。同时还有人指出，在外邪中湿邪不可忽略，无论内湿、外湿，其致病多先累及脾，脾伤则运化失职，湿邪滋生，或从寒化，或从热化，或聚而生痰，或停而为饮，气道受阻而哮喘作矣。

2）饮食不当。如过食生冷，津液凝聚，寒饮内停，或嗜食酸咸肥甘厚腻之类，积痰蒸热，或进食鱼蟹虾等发物，均能影响脾之运化功能。脾失健运，痰浊内生，上干于肺，壅阻肺气，而致哮病。正如《医碥·喘哮》说："哮者……得之食味酸咸太过，渗透气管，痰入结聚，一遇风寒，气郁痰壅即发。"

3）体虚病后。体虚既可以出现在病后，也可源于先天素质薄弱。

素体不强，多见先天不足，肾气虚弱，易受邪侵。如幼儿哮证往往是由于禀赋不足，故有"幼稚天哮"之称。近来研究证明，肾气虚弱、肾阳不足与哮病发生关系密切。肾气虚弱，肺气亦虚，肺虚及脾，痰浊内生，一遇外邪，哮证即发，不少近代医家用肾肺同治、标本兼治之法取得满意疗效。

病后体弱者，常见于幼儿时期曾患麻疹、顿咳，或平素反复感冒咳嗽的情况，咳嗽日久，而致肺虚，肺气不足，阳虚阴盛，气不化津，痰饮内生；或阴虚阳盛，热蒸液聚，痰热胶固，成为发病之本。

4）脏腑功能失调。哮喘发作时，其表现在肺，但证的根源是脏腑功能失调。在近代文献中表述最多的有以下几种。①肝、肺功能失调。许老认为，肺居上焦，为华盖，其气清肃，主降；肝居下焦，其气升发，主升，肝与肺一升一降，共同维持气机升降。肝气久郁，或暴怒伤肝，肝气亢旺，不受金制，反来侮金，肝气上逆于肺，使肺失肃降，升多降少，气逆而发咳、喘、哮证，如《素问·经脉别论》所云，"有所堕恐，喘出于肝"。又气滞血瘀，瘀血乘肺，则逆促更甚。许老认为，哮喘发作与风邪特点极相符合，多骤发骤止，反复发作，外风始受于肺而内风始受于肝，肝之阴血亏损，血燥生风，内风上扰，摇钟而鸣。若是虚风内伏之体，肺又感受外邪，非但金不能平木，反由外风引动内风上扰于肺，荡击肺金而喘咳。同时还指出哮病与七情有关，而肝为主导环节，如肝气郁结，失于疏泄，津液失布，凝而为痰，或肝郁化火，郁火灼津，炼液为痰，或木克脾土，脾失健运而痰浊内生，痰贮于肺，壅塞肺气不得宣降而发咳喘诸症。②肝、胃、肺功能失调。在五行之中，木、土、金相生相侮，尤其木土、土金的关联临床多见。肝气郁滞，横克脾土，脾失健运，上侮肺金，肺金不降，痰浊内生，脾气不升则胃气不降，胃气上逆阻肺下达，肺气上逆而咳喘生。许老认为，此与西医学的"食管反流"学说相通，手太阴肺经起于中焦，循胃口，上膈属肺，肺胃同主降，胃食管反流系胃气上逆所致，胃气上逆亦可循经影响肺气上逆。《素问·逆调论》曰："不得卧而息有声者，是阳明之逆也。"因此，治疗时应用"平肝泻肺"或"疏肝和胃"之法，对难治性哮喘、夜间哮喘尤为适宜。③肺、脾、肾功能失调。在近代研究中，肺肾、肺脾、脾肾功能失调在哮喘发作中的作用最为活跃。不少学者认为，哮喘病的形成，与肺、肾关系最为密切，其病位虽在肺，但根在肾。肺主宣降，司呼吸，哮喘发作总离不开肺；肾寓元阳，主纳气，肾阳衰则五脏俱虚，如肾元不固，摄纳失常，则气不归元。叶天士在《临证指南医案·喘》中指出，"在肺为实，在肾为虚"，道出哮喘的根蒂。

持脾、肺论者认为，哮喘患者久病咳喘，肺气虚弱，损伤及脾或脾气久虚，精微衰少，使肺气不足，此为虚；寒湿困脾，脾失运化，痰停湿聚，脾湿袭肺或湿郁化热，湿热中阻熏蒸肺，此为实。总之，不论虚实，其病位在肺，病根在脾，凡肺脏疾病临床症状涉及脾脏的，均可以采取治脾为主的方法。

持脾、肾论者认为，哮喘之病，其标在肺，其本在脾、肾。赵锡武、岳美中、郭士魁三位名医，在各自临证过程中，均曾指出，哮喘患者久病喘息，其气必虚，其病先伤于肺，肺气不足而伤及脾，脾气久虚则肾气不足。肾为一身之根本，肾气虚弱，摄纳失常，气不归元，阴阳不相接续，气逆于肺而喘；同时，肾气不足可使脾气虚，脾阳不足而痰饮内生，痰湿壅塞于肺，使肺气宣降功能失常，气机不利，痰气相阻而喘息加重。如此反复，使肺、脾、肾三脏日益虚损，而难以治愈。因此，他们提出了健脾补肾以益肺气的观点，为现在"标本兼治"治疗哮喘提供了理论依据。

5）瘀血。近年不少专家提出用活血化瘀之法治疗哮喘的观点，认为哮喘的发生和发展与瘀血有着极为密切的关系，哮喘发作的原因是瘀血。持此学说者认为，通过对大量患者的观察发现，有相当一部分患者，既不属寒，也不属热，病情发作时可见面青、唇暗、肢端清冷、舌暗、脉涩等瘀血证候。对于瘀血形成的原因有以下几种观点：①哮喘夹血瘀，主要是由气滞和肺病及心所致；哮喘患者内有壅塞之气，而气为血之帅，气有推动血液运行的功能，气行则血行，气滞则血瘀；②痰气交结，痰浊阻滞气之运行而导致血瘀；哮喘一病，多为内生痰浊，而致气机不利，久郁化火，气火灼津，复而为痰，气机痹阻，气滞久则成瘀；③哮喘出现血瘀证候，还可因为病久气虚，而致血瘀；血液在脉管中正常运行，除赖心气的推动之外，尚和肺密切相关，哮喘日久，肺气虚损，不能贯心脉而朝百脉，辅心行血，累及心致心气不足，鼓动无力，加之痰阻，碍气升降出入，使肺气郁滞，心脉失畅而血郁致瘀。

（2）病机。哮喘的病理因素以痰为主，肺不能布散津液、脾不能运输精微、肾不能蒸化水液，以致津液凝聚而成痰，伏藏于肺，成为发病的夙根，每遇气候突变，或饮食不当，情志失调，劳役、房劳等诱因，即发作哮喘。正如《景岳全书·喘促》说："喘有夙根，遇寒即发，或劳即发者，亦名哮喘。"《症因脉治·哮病》也说："哮病之因，痰饮留伏，结成窠臼，潜伏于内，偶有七情之犯，饮食之伤，或外有时令之寒，束其肌表，则哮喘之症作矣。"

哮喘发作时，病位多在肺，如《医学实在易·哮证》载"发则肺腧之寒气，与肺膜之浊痰，狼狈相依，窒塞关隘，不容呼吸，而呼吸正气转触其痰，鼾鸣有声"，扼要地指出哮病的病位主要在于肺系。哮喘发作期的病机为内伏之痰遇感触发，发时痰随气升，气因痰阻，痰气搏结，壅塞气道，肺管狭窄，通气不利，肺气升降失常；同时气体的呼吸出入，引动停积之痰，而致痰鸣如吼，气急短促。如《证治汇补·哮病》说："哮即痰喘之久而常发者，内因有壅塞之气，外有非时之感，膈有胶固之痰，三者相和，闭塞气道，搏击有声，发为哮病。"

发作期的基本病理变化为伏痰壅肺，痰阻气闭，以邪实为主。若病因于寒，或素体阳虚，痰从寒化，属寒痰为患，则发为冷哮；若病因于热，或素体阳盛，痰从热化，属痰热为患，则表现为热哮。若病久，或长期反复发作，寒痰伤及脾肾之阳，痰热耗灼肺肾之阴，则由实转虚，肺病损及脾肾，在平时可表现为肺、脾、肾等脏气虚弱之证候。由于肺、脾、肾等脏气虚弱，因虚生痰，因痰发病，以致愈发愈甚。如肺虚不能主气，肃降无权，气不化津，则痰浊内生，肺气卫外不固，则易受外邪侵袭而诱发本病；脾虚不能运化水谷为精微，上输养肺，反而积湿生痰，上贮于肺，致肺的呼吸升降不利；肾虚精气亏乏，则阳虚水泛为痰，或阴虚，虚火灼津为痰，上干于肺，以致下虚上盛，摄纳失常。由于三脏的相互影响，可致合并发病，表现为肺、脾、肾的阳虚，或肺、肾的阴虚，在间歇期患者感觉短气、疲乏，或经常有轻度持续性哮喘，难以消失。若平时正虚较著，或病邪嚣张，以致正气急剧受损，可见肺肾两虚而痰浊壅盛的虚实错杂现象，表现为哮病大发作，势急而持续不解，严重者由于肺不能治理调节心血的运行，命门之火不能上济于心，或痰饮凌心，蒙蔽心神，而致心气或心阳受累，甚至发生"喘脱"危候。

近年来，有文章对夙根提出了新的见解，许老认为"哮喘……专主于痰"的病理观是不全面的。这是因为痰饮内伏并不是孤立存在的，它与气郁、血瘀往往互为因果。宿痰伏肺，气机郁滞，升降失常，不仅会导致津液凝聚生痰，同时又因气郁痰滞，影响血液运行，出现痰瘀不解的复杂局面。从痰和瘀的关系来说，痰可酿瘀，痰为瘀的基础，而瘀亦能变生痰水，形成因果循环。痰夹瘀血，结成窠臼，潜伏于肺，遂成哮病的夙根，如遇气候突变、饮食不当、情志失调及劳累等多种诱因，均可导致肺气宣降失常而引起哮喘发作。若哮喘持续不断，呼吸加快，津液大量耗散，痰液变稠，又易形成"痰栓"，从而进一步加重痰瘀气阻的病理变化，出现以肺气上逆为标、痰瘀胶结为本的证候特点。许老同时还指出，痰瘀伏肺不仅是哮喘反复发作的夙根，而且也是哮喘迁延不愈，继发肺气肿，甚至肺心病的病理基础。

辨证论治是中医学的精髓，而辨证就是辨病因病机，正所谓"方从法出，法随证立"，在临床上只有详细推敲病因病机，治疗才能做到得心应手、药到病除。

## 第三节　支气管扩张

支气管扩张（bronchiectasis，BE）是一种常见的慢性支气管疾病，其基本病变是由支气管及其周围肺组织的慢性炎症所导致的一个或多个支气管管壁损坏变形和不可逆的扩张。近年来的研究表明，在发展中国家，感染仍是支气管扩张的最常见病因。儿童时期的肺部感染

扫码看名师经验

（包括细菌、病毒及结核）是支气管扩张最常见的诱发因素，另外，慢性阻塞性肺疾病等慢性肺病也常常合并支气管扩张。根据其发病机制的不同，可将支气管扩张的病因分为支气管感染和支气管阻塞两大类，且

二者之间相互影响，最终导致支气管管壁结构破坏而发生支气管扩张。支气管扩张是一种反复感染的难治性疾病，西医治疗本病主要为感染期使用抗生素治疗，但抗生素治疗对大多数支气管扩张患者效果并不明显，即使在急性感染时有一定疗效，但扩张支气管纤毛的破坏、引流不畅、分泌物潴留，也会导致细菌反复滋生，而使病情反复不愈，呈现恶性循环。支气管扩张是一种长期的慢性疾病过程，抗生素由于其明显的毒副作用不可能长期被应用；而且现代临床中抗生素滥用现象普遍，造成病原种类变迁及耐药菌增多，导致部分患者反复感染、病情不易控制。很大一部分稳定期支气管扩张患者气道内有潜在的致病微生物定植，其中最常见的是流感嗜血杆菌、铜绿假单胞菌等，这些微生物是引起支气管扩张反复急性加重的重要因素。特别是有铜绿假单胞菌定植的支气管扩张常有更广泛的肺部损害，肺部炎症反应亦更强，一旦出现，很难清除。

许老临证数十年间，接诊的支气管扩张患者无数，对支气管扩张病研究颇为深入，对支气管扩张的病因病机有独特见解，对该病的治则治法有其鲜明特色。许老师认为，支气管扩张的基本病机在于"本虚标实"，肺脾气虚为本，痰、瘀、热为标，故在治疗上重视标本同治、虚实兼顾。西医学在本病的缓解期并无有效、可靠的治疗方法，而中医药在防治本病的反复发作与消痰方面有其独特优势，在改善患者症状的同时，又可提高患者生存质量，减少急性发作次数，降低住院率，同时，中药毒副作用小，相对廉价。

## 一、辨证时既要重视肺热，又要照顾全身正气的盛衰

支气管扩张表现为肺部慢性化脓性疾病。古代中医文献中并无"支气管扩张"病名，但从其临床表现看，支气管扩张当属中医"肺痈""咳嗽""咯血"等范畴。许老认为，支气管扩张的主要病理因素是痰浊，痰浊阻肺，郁而化热，日久伤及气阴，损伤血络，故其基本病机为本虚标实，以气阴两虚为本，痰、瘀、热为标，病位在肺、脾、肾三脏。痰之产生责之于肺不能布散津液，脾不能运输精微，肾不能蒸化水液，以致津液凝聚成痰。热之形成责之于痰瘀阻肺，缠绵不去，蕴而

化热，正如《柳选四家医案·肺痿肺痈门》所云，"肺痈之病，皆因邪瘀阻于肺络，久蕴生热，蒸化成脓"。瘀之产生责之于肺不能主气朝百脉，脾肾不能化气温煦推动，以致血液凝聚成瘀。支气管扩张反复发作，势必伤正，导致内脏虚损，如痰饮损伤脾肾之阳，痰热耗伤肺肾之阴，则病变可从实转虚，在支气管扩张缓解期表现为肺、脾、肾等内脏虚损之候。痰、热、瘀、虚相互交结影响，成为支气管扩张的夙根。因此，患者大多虚实夹杂，本虚标实，以痰、热、瘀为标，以肺、脾、肾三脏虚损为本。在此前提下，对于支气管扩张的患者，应标本兼治，肺、脾、肾同治，气阴兼顾，攻补兼施。

许老提出，支气管扩张在急性期以标证为主，表现为痰、热、瘀，治疗应以清热、化痰、祛瘀为主，方以千金苇茎汤合桔梗汤、五味消毒饮加减，并自创清热利痰方及清肝泻火、清肺祛痰方。许老认为，支气管扩张初期多由外感风热邪气或感寒后迅速化热导致，所谓"肺痈者，由感受风寒，未经发越，停留胸中，蕴发为热"。患者初期常有发热、恶寒、咳嗽、咳痰，甚则胸痛、咯血症状。因此，许老对于该病的初期治疗强调清热祛邪，尤其重视表证的治疗，常用千金苇茎汤合银翘散、桑菊饮等解表方加减，选用桑叶、菊花、金银花、牛蒡子、桔梗、板蓝根等宣透表邪，再酌加桔梗、鱼腥草、金荞麦等消痈排脓祛痰药物，表里同治，使风热既去，痈脓亦能除。若热毒炽盛者，则常用蒲公英、鱼腥草、板蓝根等清热解毒药物，使热毒清，则痰、瘀、毒之壅滞易解。若伴有咯血症状，则加入大蓟、小蓟、地榆炭、生地、白茅根等凉血止血之品。

许老指出，现代一些指南、行业规范、教科书等常将"支气管扩张"与中医的"肺痈"完全画等号，这是不对的，中医的肺痈更像肺脓肿，属于单纯的邪实为多，全程重在排脓消痈。支气管扩张则是反复发生的支气管感染、化脓性疾病，当然其急性发作期咳吐大量脓痰、咯血，确实类似于肺痈，但还应注意到该病是一种反复发生的、甚至可以迁延数十年的疾病，正气不足是常有的。因此，在重视清肺热的同时，还要照顾全身正气的盛衰。所谓"正气存内，邪不可干"，支气管扩张患者往往久病体虚，肺气不足，卫外不固，因而屡患外感。卫气者，所以温分肉，充皮肤，肥腠理，司开阖者也。卫气虚弱，则其固护作用不行，致使温煦作用减弱，故出现畏寒，腠理疏松，则有自汗出，故治疗时应益气固表。许老常在千金苇茎汤的基础上加用玉屏风散以益气固表补肺卫，其中多用生黄芪20g、防风10g、炒白术15g。方中白术健脾益气止汗，汗多者往往用到20g，便秘者改为生白术；生黄芪不仅有益气固表止汗的作用，还有升阳托毒的功效；再佐以防风走表，使之补而不滞。玉屏风散与千金苇茎汤合用，可使久病正气虚弱之体卫气充足而不怕外邪侵袭。肺主气，司呼吸，而肺气必须在清透宣降的情况下才能保持其正常的生理功能。患者在恢复期常常留有痰热瘀滞，或邪毒不尽，正邪斗争，则易出现邪去正虚，每致迁延反复，日久不愈，而阴伤气耗的病理过程，患者除出现咳嗽、咳痰，甚则咯血症状外，常兼有盗汗、气短、咽干等阴虚症状。许老在临床上常在千金苇茎汤的基础上加用百合固金汤以润肺养阴生津，常用生地、熟地、南沙参、北沙参、麦冬、玉竹、玄参等养阴润肺生津的药物。其中熟地滋阴补肾；生地养阴生津清热，且有凉血止血之功效；沙参润肺养阴，清热止咳；麦冬养阴生津润肺；玉竹滋阴润肺生津。诸药合用使津生而气生，气生则能发挥其生津、行津之效。日久则肺气条达，能更好地发挥其主气、司呼吸、通调水道等功能。

许老认为，在支气管扩张缓解期的患者多处于标证已缓、本虚显现的阶段，主要表现以肺、脾、肾三脏虚损为主，本虚标实并存，宜用标本兼治法，在清热祛痰化瘀的同时，更要益气健脾，顾护胃气，如《景岳全书》指出："人之自生至老，凡先天之有不足者，但得后天培养之力，则补天之功，亦可居其强半，此脾胃之气所关乎人生者不小。"此期用药不能只用苦寒清热解毒之品，以免进一步伤伐正气。脾虚不能运化水湿，聚湿成饮，饮凝成痰，痰饮内停；且脾虚不能布散津液于肺，而是将痰饮上渍于肺，故患者反复发作咳吐脓痰。肺卫虚亏，不耐风寒，易致外感，造成疾病反复发作。故治宜健脾益气化痰，以杜绝生痰之源。临床实践证明，通过健脾益气的治疗，患者不仅痰量减少，而且虚弱状态也得到明显改善。益气健脾常用六君子汤，药用黄芪、党参、茯苓、薏苡仁等；若兼阴虚则予生脉散加减，药用沙参、麦冬、玉竹、天花粉等养阴润肺之品。

医案一

郑某，女，29 岁。2011 年 3 月 5 日初诊。患者 6 个月前因发热、咳嗽、咳痰就诊于西苑医院门诊，肺部 CT 提示：左肺中叶支气管扩张，双肺炎性改变。住院后经抗感染、化痰治疗后，无发热，咳嗽、咳痰症状缓解后出院。出院后患者咳嗽、咳痰时轻时重，未曾服用药物。5 天前患者外出游玩后咳嗽、咳痰较前加重，伴有咯血，血量少，色鲜红，发热，体温 38.8℃，就诊于西苑医院急诊，接受抗感染、化痰止血治疗 3 天，无发热、咯血，仍有咳嗽咳痰，痰黄稠，量少难咳，时感心胸憋闷，胸脘闷痛，舌暗红，苔略黄腻，脉弦滑。

**中医诊断：**肺痈。

**西医诊断：**支气管扩张。

**辨证：**痰热壅肺。

**治则：**清肺化痰，宣肺止咳。

**方药：**

| | | | |
|---|---|---|---|
| 苇　茎 30g | 薏苡仁 12g | 桃　仁 12g | 冬瓜仁 15g |
| 陈　皮 15g | 法半夏 10g | 茯　苓 15g | 炙甘草 10g |
| 竹　茹 15g | 枳　实 12g | 板蓝根 20g | 炙麻黄 6g |
| 苦杏仁 12g | 浙贝母 20g | 红景天 20g | 鱼腥草 20g |

复诊时，患者自诉仍有咳痰，痰色黄、略多，时感疲劳，恶风寒，周身汗出，舌淡，苔白，脉无力。治以益气固表，清肺化痰。

**方药：**

| | | | |
|---|---|---|---|
| 生黄芪 20g | 防　风 15g | 炒白术 10g | 生　地 10g |
| 熟　地 10g | 黄　芩 12g | 栀　子 10g | 苇　茎 40g |
| 薏苡仁 12g | 桃　仁 12g | 冬瓜仁 12g | 陈　皮 15g |
| 法半夏 10g | 胆南星 12g | 竹　茹 15g | 板蓝根 30g |

**按：**本例患者病初为肺热，治疗以千金苇茎汤为主方，以清肺热化痰为法。复诊时，肺热仍在而正气已虚，如仍一味清热，恐更伤正。故许老在清肺热的同时加用玉屏风散扶补正气，益气固表实

卫。对于腠理不固、易反复外感之人，许老多用玉屏风散。玉屏风散出自《世医得效方》，乃元代医家危亦林创制，其组成精干，治疗虚证、虚实夹杂之证效果显著。对于年高、过劳、体虚而导致乏力、易于外感、易于疲劳的支气管扩张患者，运用玉屏风散效果满意。方中黄芪味甘，微温，可补气升阳，益卫固表，利水消肿，是健脾补气之要药；白术苦甘，性温，能补脾益胃，燥湿利水；防风辛甘，性温，能祛风解表，胜湿止痛。

医案二

李某，男，61岁。2005年12月4日初诊。患者有支气管扩张病史30年，每遇受凉后出现咳嗽，咳大量黄脓痰，病情时好时坏。1周前受凉后咳嗽、咳脓痰再次加重，在家自服抗菌药（具体不详），病情未见明显好转。咳嗽声重，咳黄黏痰，影响夜间睡眠，无发热，无痰中带血，口干，口唇微绀，纳差，眠差，小便黄，大便干，舌红，苔黄，脉滑数。

**中医诊断：** 肺痈。

**西医诊断：** 支气管扩张。

**辨证：** 痰热壅肺。

**治则：** 清热宣肺，化痰止咳。

**方药：** 千金苇茎汤加减。

| | | | |
|---|---|---|---|
| 苇　茎 45g | 薏苡仁 20g | 桃　仁 15g | 冬瓜仁 15g |
| 黄　芩 15g | 桑白皮 12g | 桔　梗 12g | 生甘草 10g |
| 川贝母 12g | 鱼腥草 20g | 紫　菀 15g | 款冬花 15g |
| 杏　仁 10g | 海浮石 15g | 丹　参 15g | 白花蛇舌草 30g |

服药7剂后，咳嗽次数减少，咳黄痰，痰易咳出，舌尖红，苔黄而少津，脉弦细。治以清肺化痰，养阴清热。

**方药：**

| | | | |
|---|---|---|---|
| 苇　茎 45g | 薏苡仁 20g | 桃　仁 15g | 冬瓜仁 15g |
| 黄　芩 15g | 桑白皮 15g | 桔　梗 12g | 生甘草 12g |
| 浙贝母 12g | 鱼腥草 30g | 地骨皮 12g | 北沙参 15g |

玄　参12g　　麦　冬15g　　玉　竹12g

7 剂后症状缓解。

## 二、注重辨痰论治及其要点

　　许老强调辨痰论治。患者经常处于多痰的状态，所以"痰"是本病永恒的病机，且易致瘀、化热，引起反复感染。"生痰"和"排痰"是一对突出的矛盾，呈现于支气管扩张的全过程中。脾为生痰之源，肺为贮痰之器。故中医补益肺脾、固扶正气重在杜绝生痰之源，而治痰则是清肃肺道以排痰。对于支气管扩张患者而言，急性期以"热痰"为主，缓解期则以"虚痰"为要。正气亏虚亦是支气管扩张的基本病因，也是导致其复发的重要基础，贯穿疾病始终，故病机的实质是本虚标实。

　　热痰，痰之黄稠、臭秽者也。《圣济总录·痰饮门》中关于热痰记载如下："论曰热痰者，由气道壅塞，津液不通，热气与痰水相搏，聚而不散也，若咽喉干燥，或塞或壅，头目昏重，咳唾稠浊，面目热赤，是其证也。"又如《诸病源候论·痰饮诸病候》所云："热痰者，谓饮水浆，结积所生也。言阴阳否隔，上焦生热，热气与痰水相搏，聚而不散，故令身体虚热，逆害饮食，头面噏噏而热，故云热痰也。"支气管扩张患者之热痰的病机，多因湿痰内聚，痰浊恋肺，日久郁而化热，或外感风热一触即发，痰热内壅，化毒成脓，脓痰蓄肺，咳出不利，日久积少成多，故时而排出黄脓痰。治疗支气管扩张之热痰，许老强调重在清肺化痰，排痰外出，常用方有千金苇茎汤、桔梗甘草汤，以及自创方——清热利痰方、清肝泻火清肺祛痰方等。在用药方面：有清热解毒之黄芩、黄连、栀子、桔梗，意在苦寒清肺；有清热化痰之胆南星、半夏、桑白皮，旨在苦辛清肺；亦有润肺化痰之芦根、天花粉，用于生津润燥。且许老认为，痰常与气互结，故多在清肺的同时肃肺，宣通肺络，转运枢机，如在上述方药基础上配伍旋覆花、代赭石、葶苈子及枇杷叶等通降肺气之要药，或加桑叶、石菖蒲等宣肺通阳、行气通络之品。

虚痰，脏腑之气亏虚所生之痰，为元气虚所致的痰证。诚如《景岳全书·杂证谟》所云，"不可攻者，便是虚痰"；"或以形羸气弱，年及中衰者，即虚痰也；或以多病，或以劳倦，或以忧思酒色，致成劳损，非风卒厥者，亦虚痰也；或脉见细数，脏无阳邪，时为呕恶泄泻，气短声喑等症，但察其形气病气，本无有余者，皆虚痰也。"又如《不居集》所载，"虚痰，胫膝酸软，腰背强痛，骨节冷痹，牵连隐痛，又多寒热"。对于支气管扩张者，虚痰病位常责之肺、脾、肾三脏，如肺脾两虚之湿痰，肺肾阴虚之燥痰，脾肾阳虚之寒痰等。许老认为，脾气亏虚之虚痰者，痰量颇多，而易于咳出，常伴气短自汗、神疲乏力、肢倦懒言等脾虚中气不足之象，舌质淡嫩，苔白，脉弱。治宜健脾益气，顾护胃气，治以香砂六君子汤、玉屏风散合二陈汤加味或补中益气汤等。肺肾阴虚之虚痰者，痰量少，甚则无痰，或因阴虚肺热而热邪伤络，而见痰中带血，且常伴咽痛咽干、音哑口燥、腰膝酸软、颧红潮热、骨蒸盗汗、舌红、少苔、脉细数等，许老常以百合固金汤、六味地黄丸、金水六君煎、河车大造丸等养阴润肺，补肾化痰。脾肾阳虚之虚痰者，痰多而质稀，症见畏寒肢冷，多诉背部发冷，伴见神疲乏力，腰膝酸软，小便频数、余沥不尽或夜尿多，舌质淡胖而有齿痕，苔白滑，脉沉缓等症状，桂附地黄丸、二仙汤是许老常用的主方。

支气管扩张重在平素调养：饮食宜清淡，不可多食肥甘厚腻，以免助痰湿内生；应注重锻炼身体，以提高自身抗病能力。肺痈为病，咳吐腥臭脓血痰，多以痰热为患，初期宜清热化痰，消痈排脓；恢复期宜滋阴润肺，复宣肃气机。许老认为，素有脾虚痰湿之人，复感邪易化热而致肺痈，治宜将化痰贯彻始终，随证加减，可得良效。

另外，许老认为，正气虚亏，易致虚痰反复发生，故治宜长期调理，以健脾益气善后，以杜绝生痰之源。正如张景岳所言，"善治痰者，唯能使之不生，方为补天之手"。故许老倡导在缓解期应用玉屏风散，若兼肾虚则用地黄汤。支气管扩张缓解期持续咳白黏痰，常伴见恶风、畏寒、易感冒、胸闷、气短、纳差等症，发作时痰色转黄，可知其病理基础是脾气虚或阳虚所致之湿痰，而其火、热、燥之病理和证候乃是一种标证和兼证。因痰为阴邪，最易伤人阳气，非温不化，痰凝气滞易致瘀，血得温则行、遇寒则凝，加之常规治疗以清热及凉血为主，更耗气伤阳，故对于寒痰者，温阳宣通也是许老常用之法。

### 三、治疗既要重视宣肺通下，又要强调养阴除热

"温邪上受，首先犯肺"。许老认为，支气管扩张一病常常由于风温热邪遏于肺经不得宣化，肺经壅滞不畅，或外感风寒，郁久化热，蕴毒成痈。早期患者常兼有恶寒发热之表证；也有病之初起，表证不显，而表现为里热实证者，症见高热、寒战、吐黄痰、口干喜饮、大便秘结等；而热邪最易伤及人体阴液，阴液不足，则兼口苦咽干、五心烦热；肺热伤络或肝火上炎，则灼伤肺络而致咯血。

许老在治疗支气管扩张的用药方面有以下特点：根据发病的不同阶段、不同证候辨证论治。在邪热壅盛时，许老常用清宣通下的方法以清除肺中热毒，减轻对肺脏的损伤，如高热时选用宣白承气汤，在宣通肺气的同时，通下以泄热，并常于方中稍加麻黄，意在取其宣肺而泄邪热；"火郁发之"，再取鱼腥草、金银花、连翘等寒凉药遏制肺热之势，有利于邪热消散；如果热毒炽盛，应以清热解毒为主，宜用鱼腥草、金银花、薏苡仁、冬瓜子、鲜芦根、桔梗、浙贝母等；患者咳喘，咳痰脓浊，量多不能卧者，可酌情加用葶苈子，以加强清肺泄浊之功。

病之后期因火热内炽日久，气阴愈耗，为邪衰正虚阶段。许老十分强调在此阶段采用滋阴清热法，无论是苦寒清热还是甘寒滋阴，目的都在于顾护阴津，所谓"存得一分津液，便有一分生机"，说明护阴的重要性。滋养阴液，益水制火。阴虚便秘者，用增水行舟法润下，常用的滋阴药物，如石斛、天花粉、生地、熟地、玄参、麦冬、白芍、百合等。他还主张金水相生、子母同治，特别是用甘凉法治疗肺肾阴虚之

证。许老习以地黄、玄参、沙参、麦冬等为主药，灵活配伍知母、黄柏、桑白皮、地骨皮、枇杷叶等肃肺，或贝母、杏仁、瓜蒌皮和海蛤壳等润肺化痰。

医案

刘某，女，44岁。2010年12月8日初诊。患者无明显诱因出现咳嗽咳痰，痰色黄、量多、易咳出，痰中带血，血色鲜红，咽喉肿痛，时感心悸，头晕乏力，饮食可，夜眠差。舌红，苔薄润，脉细数。于西苑医院行肺部CT示：左下叶支气管扩张并感染。血常规：白细胞（WBC）11.5×10⁹/L，中性粒细胞比例75%。余无异常。

**中医诊断：**肺痈，咯血。

**西医诊断：**支气管扩张合并肺部感染。

**辨证：**痰热壅肺，血热妄行。

**治则：**清肺化痰，凉血止血，活血祛瘀。

**方药：**

| | | | |
|---|---|---|---|
| 苇　茎 30g | 薏苡仁 12g | 桃　仁 12g | 冬瓜仁 15g |
| 葶苈子 12g | 大　枣 6枚 | 陈　皮 15g | 法半夏 10g |
| 丹　参 15g | 地榆炭 12g | 大　蓟 10g | 小　蓟 10g |
| 红景天 20g | 鱼腥草 20g | 板蓝根 20g | |

复诊时，患者自觉服药后诸症减轻，痰中少量血丝，咳轻，痰量较前明显减少，但质黏稠、不易咳出，时感气喘，腰膝酸困，足底疼痛，夜间睡眠差，心烦盗汗，舌红，苔少，脉细数。治以补肾纳气，清肺化痰。

**方药：**

| | | | |
|---|---|---|---|
| 生　地 10g | 熟　地 10g | 山　药 12g | 山萸肉 12g |
| 知　母 10g | 黄　柏 10g | 苇　茎 30g | 薏苡仁 12g |
| 桃　仁 12g | 冬瓜仁 15g | 陈　皮 15g | 法半夏 15g |
| 板蓝根 30g | 酸枣仁 30g | | |

**按：**支气管扩张属本虚标实之病，痰、热、瘀虽为支气管扩张的主要病理因素，但许老认为素体肺阴亏虚却是本病产生的根本原

因。肺阴亏损，久病及脾，脾虚不能运化水湿，聚湿成饮、成痰，脾虚不能布津于肺，痰饮上渍于肺，致使本病患者经常处于痰多状态。若久病及肾，致肾阴不足，阴损及阳，最终则阴阳两虚。针对患者咳嗽、咳脓痰、痰量多的特点，治疗时清肺、化痰、排痰并重，选用千金苇茎汤、知柏地黄丸加减治疗。苇茎清肺热，薏苡仁健脾化痰、祛湿排脓，冬瓜仁加强祛痰排浊之功，桃仁润肺、祛痰行瘀。四药共用，宣肺排痰，能使肺热得清，痰液减少，甚至得以排除，预防排痰不畅导致疾病加重。"血本阴精，不宜动也"，生地、熟地、山药、山萸肉意在滋肾阴，知母、黄柏泻阴火，佐以陈皮、半夏增强化痰排痰之功，酸枣仁养血安神。

## 四、消、托、补三法并用

痈乃阳证。广义之痈，不仅指体表所发生之痈，也包括内脏之痈，其产生的病机在于邪客于经络之中而致血涩不通，卫气不得归经，邪气入里化热，使得正常气血并而化热，热壅而血瘀，血败而肉腐，化为痈脓。临床上常常把肺痈分为初期、成痈期、溃脓期及恢复期，并根据不同分期采用不同治法。支气管扩张急性发作时，常类似于肺痈之溃脓期，之后进入恢复期。此两期痰热与瘀血壅阻于肺络，血败肉腐，化为痈脓，肺损络伤；邪去正虚，阴伤气耗，兼余毒不清，痰热瘀毒盘踞。许老借鉴外科学治法，针对支气管扩张有肺痈表现的患者，提出固表清肺、解毒化痰、散结通瘀、排脓消痈、养阴益气等治痈之法，在治疗过程中提倡消、托、补三法并用。在支气管扩张急性期及缓解期都注重清肺解毒消痈（即"消"法），常常在千金苇茎汤（芦根常用至60g）基础上，予大剂桔梗、鱼腥草、金荞麦等清肺消痈之品，治疗肺痈咳吐脓血及肺热咳嗽、痰黄而稠等，以消散痈毒。另外，许老常在清肺化痰方药基础上加一味败酱草。败酱草为败酱科草本植物黄花败酱和白花败酱的带根全草，被《神农本草经》列为上品，为常用的清热解毒药。其性味辛、苦，性微寒，有清热解毒、消痈排脓、祛瘀止痛之功，常被用于治疗肠痈、肺痈。《本草纲目》云："败酱善排脓破血，故仲景治痈。"肺与大肠为表里，而肺痈用肠痈药治，不失为仲景遗意。许老认为其清热解毒、消痈散结之功甚伟，而苦寒败胃之力不甚，故临证常选。托法，即采用外科疮疡的托毒排脓法，促使病灶的脓性痰液清除。发散药及活血化瘀药同用可化瘀排脓祛毒。许老常予小剂量发散药如炙麻黄、金银花等疏风透邪，或用升麻、皂角刺等托毒排脓，或予当归、丹参、红景天等化瘀排脓。补法则以补为透，清养补肺，养阴益气，兼清余邪。许老常选用大剂量生黄芪、红景天、玄参、生地、麦冬等药益气养阴，清养补肺。红景天具有益气活血、通脉平喘的功效，其性寒，味甘、涩，有活血止血、清肺止咳之功，应用于支气管扩张伴咯血、久病致瘀合并感染者，可达清肺、益气、活血、止血四目的。生黄芪可托毒排脓生肌，并可补肺气、益卫气以扶正祛邪。许老常借鉴民间验方"疮疡三两三"之意，用生黄芪、金银花、全当归各 30g，生甘草 9g，该方功在养气血而解毒，原常用于迁延日久之疮毒，许老将其延伸用于肺之疮疡。在遣方用药时，黄芪、甘草宜生用，不宜炙用，炙则纯属内补，排毒之力转微。

## 五、自创支气管扩张方

### （一）痰热壅肺型——清热利痰方

**症状特点：**以反复咳嗽、咳痰为主，痰常呈黄色，亦见黄绿色，偶然或持续见痰中有血，严重者可有满口鲜血咯出，可发生低热或高热，时见胸痛，口苦，口干欲饮，时有口臭，脉弦数或弦滑，舌质暗红，舌下脉络紫暗，苔多黄厚或黄腻。

**方药：**清热利痰方。

| | | |
|---|---|---|
| 桔　梗 20g | 生甘草 10～20g | 苇　茎 45～60g |
| 大　蓟 10g | 桃　仁 12～15g | 冬瓜仁 12～15g |
| 陈　皮 15g | 半　夏 10～12g | 胆南星 10～12g |
| 小　蓟 10g | 枳　实 12～15g | 黄　芩 10～12g |
| 板蓝根 20～30g | 鱼腥草 20～30g | 薏苡仁 12～15g |
| 竹　茹 10～12g | | |

**功效：** 清热化痰，宣肺止咳。

**主治：** 支气管扩张痰热壅肺型。

**用法：** 水煎服，日1剂，分2次服用。

**加减规律：** 口干咽燥、五心烦热者，加百合15～20g、麦冬15～20g、生地10～15g。

### （二）热伤肺络型——清肝泻火清肺祛痰方

**症状特点：** 发热，五心烦热，反复咯血，口苦，大便秘结，小便短赤，脉沉弦数、两尺（脉）无力，舌暗红少津，苔黄腻。属肝火刑金（肺），灼伤肺络而咯血。

**方药：** 清肝泻火清肺祛痰方。

| | | |
|---|---|---|
| 苇　茎 30～45g | 薏苡仁 12～15g | 桃　仁 12～15g |
| 丹　参 15～20g | 冬瓜仁 12～15g | 青　黛 6～10g |
| 海蛤壳 12～20g | 黄　芩 10～12g | 生　地 15～20g |
| 麦　冬 15～20g | 地榆炭 12～20g | 大　蓟 10g |
| 小　蓟 10g | 夏枯草 15～20g | 板蓝根 20～30g |

**功效：** 清肝泻火，清肺祛痰。

**主治：** 支气管扩张热伤肺络型。

**用法：** 水煎服，日1剂，分2次服用。

医案

张某，男，40岁。2010年6月20日初诊。支气管扩张病史20余年，平素痰量较多，常有咯血，1年前开始出现咯血频发，每次咯血量较多，200～300ml。常因此住院治疗，近日因风邪外感，咳嗽、咯血再次发作。现咯血或黄痰，血色鲜红，动则汗出，气促，无发热，口淡，纳食量少，大便干，舌苔黄腻，脉细滑数。

**中医诊断：** 肺痈。

**西医诊断：** 支气管扩张。

**辨证：** 肝火犯肺，痰热壅盛。

**治则：** 清肝泻火，清肺祛痰，凉血止血。

**方药：** 清肝泻火清肺祛痰方加减。

| 苇　茎 30g | 薏苡仁 30g | 桃　仁 12g | 丹　参 20g |
| 冬瓜仁 15g | 青　黛 10g | 海蛤壳 20g | 黄　芩 10g |
| 生　地 15g | 麦　冬 15g | 地榆炭 12g | 大　蓟 10g |
| 小　蓟 10g | 夏枯草 15g | 板蓝根 20g | 金荞麦 30g |

三七粉 3g（冲服）

二诊时，药后咯血已止，咳嗽，痰量多、色黄，鼻塞流黄涕，口干，纳差，二便调。舌红，苔薄黄腻，脉细滑。肝火已平，肺热仍盛，方以清热利痰方，法为清热化痰、宣肺止咳。

**方药：**

| 桔　梗 20g | 生甘草 10g | 苇　茎 45g | 薏苡仁 15g |
| 桃　仁 12g | 冬瓜仁 15g | 陈　皮 10g | 半　夏 10g |
| 胆南星 10g | 竹　茹 10g | 枳　实 15g | 黄　芩 10g |
| 板蓝根 30g | 鱼腥草 30g | | |

三诊时，痰咳较利，痰量减少，守方再服 7 剂。

四诊时，咳嗽、咳痰及黄涕基本消除，再拟益气固表、健脾培本调治。后病情趋向稳定，随访半年，未再发作。

> **按：** 支气管扩张咯血的原因较多，肺脏受损的程度各异，但不离热伤肺络、迫血妄行，故治疗宜清热泻火、凉血止血。清肝泻火清肺祛痰方合用千金苇茎汤及黛蛤散，平肝潜阳，清金治木，清泻肝火，清肺化痰。方中生地、麦冬取增液汤之意，滋肺阴同时润肠通便，使腑气得泄，火气渐平，而咯血自止。同时，要重视凉血止血，血热则妄行，凉血则血止，大蓟、小蓟、地榆炭均有此意。为防止咯血复发，在血止后 5 天之内，仍须凉血。血止嗽平之后，气阴未复，继续以益气补肺、化痰止咳、止血化瘀药物巩固疗效，防止其复发。

## 六、临床解惑

### （一）咯血的常见病因病机

支气管扩张咯血的病位总在肺脏，与脾、肝、肾三脏相关。肺为五脏之华盖，亦为娇脏，喜润恶燥，喜清恶浊，不耐寒热，不论外邪袭肺或内邪伤肺，皆可使肺功能失调而致病。脾主运化，饮食不节，平素嗜酒太过，或恣食辛辣煎炸厚味，蕴湿蒸痰化热，热伤肺络，而致咯血。肝主疏泄，喜条达，性急易怒，情志失调，则致肝失疏泄，气郁化火，上逆侮肺，木火刑金，肺失升降，发为咯血。肺、肾乃母子关系，金水相生，补子可令母泰，故咯血与肾关系密切，《血证论·咯血》记载"咯血出于肾"，又载"凡病血者，虽有五脏之辨，然无不由于水亏。水亏则火盛，火盛则刑金，金病则肺燥，肺燥则络伤咯血。液涸而成痰，此其病标在肺，而病本在肾也"。因此，许老认为本病病位在肺，与脾、肝、肾三脏相关，其病理性质为本虚标实。病有热盛与阴虚之别，火有实火与虚火之分，在此病中火热为标为实，阴虚为本为虚。大凡外感风热、肝郁化火多属实火，实火迫血妄行而致咯血；而久病、热病伤阴等致阴虚火旺者多属虚火，虚火上炎，灼伤肺络，血溢脉外，亦致咯血。

由此可见，火热亢盛或阴虚火旺致肺络灼伤是支气管扩张咯血的基本病机。

**（二）咯血的治则治法**

支气管扩张咯血是一个难治之证，临床治疗非常棘手，且容易复发。许老认为，支气管扩张咯血多属于热伤肺络，血热妄行，有痰热壅盛或兼有肺胃阴津亏损者，也可痰中带血：如痰多而血少，仍以清肺肃肺、化痰排痈治疗，或略加仙鹤草、白茅根、花蕊石等即可；如果血多痰少，甚至整口鲜血，则应从"咯血"给予辨治。本病治疗用药突出"清""止""补"三方面。"清"，即清肺热，清肝火，凉血直折其火；"止"，即凉血止血，化瘀止血；"补"，即滋补肾阴及润肺阴，壮水之主以制阳光。所谓"离经之血，虽清血鲜血，亦是瘀血"，故许老在临床应用清热泻火、滋阴降火之法时，总不忘祛瘀止血。

关于支气管扩张咯血的辨治，许老认为应从如下四方面进行。

1. 清热育阴，凉血止血

支气管扩张初起多由于感受风热之邪，壅于肺络，加之素体偏虚，痰热浊瘀互结，上壅于肺，缠绵不已，日久而耗伤肺之气阴，损伤肺络。临床症见时时咯鲜红色血，或痰中夹血，呛咳气急，痰黄稠或痰少质黏，潮热，口渴心烦，舌红，苔薄黄少津，脉滑数或细数。属邪热久蕴于肺，肺络损伤。因血得热而妄行，肺络伤则血外溢，故临床选方用药宜清痰热与养肺阴并重，以起到凉血止血之效。许老临床常用的清痰热药如海浮石、浙贝母、黄芩、鱼腥草、桑白皮、瓜蒌，养肺阴药如沙参、麦冬、芦根、白茅根等，再加凉血止血之品，如大蓟、小蓟、白及等。"清得一分热，保得一分血"。许老认为，热毒伤络致血不循经，血溢脉外。在咯血量较多时，他常用犀角地黄汤以清热解毒，凉血散瘀。方中犀角常用价廉之水牛角代替，凉血清心解毒；甘苦寒之生地，凉血滋阴生津，助水牛角清热凉血止血，同时亦恢复已失之阴血；再佐赤芍、丹皮清热凉血，活血散瘀。其中生地须重用，并常加白芍、白茅根。咯血不止，诸药不效者，许老认为可试用三黄泻心汤，并加各种炭类药，如艾叶炭、藕节炭等。三黄泻心汤来源于《金匮要略》，组方简单，大黄、黄连、黄芩三黄并用，用治于热盛失血，邪火内炽，迫血妄行而上溢之吐血、衄血等。方中黄芩、黄连清热降火，泻心经热，使心血自宁；大黄苦泻，引血下行，使得气火下降，则血静而不妄行，所谓"泻心即泻火，泻火即止血"。

## 2. 平肝肃肺，宁血止血

肝气止逆于肺，气有余便是火，肝火过旺耗灼伤阴，炼液为痰，火性上炎而灼伤肺络则迫气妄行，气盛则脉络不行，而致血外溢，离经之血上积于肺而致咯血，这就是所谓的"木火刑金，金叩则鸣"。若使冲逆之肝气或肝火下降，肺金得以清肃，治节得权，迫逆之咯血自能减少，以达不止血而血自止之目的。临床常见患者咯血鲜红量多，此多因暴怒等情绪波动诱发，伴见胁肋胀痛、口苦等。治疗以降冲逆、平肝火与肃肺气为佳。平肝降逆常用泻肝之黛蛤散、栀子、左金丸，润肺柔肝之沙参、麦冬、白芍，配合肃肺气之品川贝母、枇杷叶、百部、紫菀、款冬花、侧柏叶等，并加仙鹤草、地榆炭等。从肝治肺，治节得权，诸恙悉除。

### 3. 止血逐瘀，血止瘀消

支气管扩张的演变过程中多见留瘀之病机，在各型中，因火、热、痰、虚而致灼伤肺络或气机不利、气虚失摄均可致血瘀之证，症见呕吐大量黄稠痰，其味腥臭，以早晨起床或夜卧时为多，胸闷，咯血色暗红，或咯血痰，或肌肤甲错，或唇甲发绀，面色晦暗，舌红或边有瘀斑、舌底静脉迂曲等。所谓"瘀血不去，新血妄生"，治宜投止血之剂与逐瘀血之药，使血止而不留瘀，许老常用之药如三七粉、艾叶炭、炒蒲黄、藕节等。三七止血而能消瘀，藕节和炒蒲黄、艾叶炭凉血止血、活血消瘀。

### 4. 补肺脾肾，收功善后

血止后，虽标证已解，然肺之气阴皆已虚损，其病灶及已损之脉络尚须进一步调理，以减少或杜绝咯血发生。虚火之证多见于肺阴虚或肺肾阴虚，也见于脾虚血溢。故补益肺、脾、肾三脏，为血止后的重要措施。许老在临床中常常选用生脉散合生地、南沙参、百合、天花粉、天冬等随证加减，直补气阴；脾为肺之母脏，后天之本，气血生化之源。故在补益肺金的同时，调补脾胃，培运中土，气血化生上输华盖，以求培土生金之效。许老常选用党参、黄精、山药、茯苓、玉竹等；肺肾在生理上相互滋养，病理上相互传变，若兼有腰膝酸软、目眩头晕、舌红少苔、脉细数等肾水不足表现者，常常要肺肾双补、金水同治，加紫河车、山茱萸、女贞子、阿胶等滋补肺肾。若肺、脾、肾三脏俱不足，应三脏同补，可以考虑制作膏方或炼蜜为丸，调治善后，以收全功。

## （三）咯血治疗宜忌

支气管扩张者，特别是干性支气管扩张者，常常以咯血为主要临床表现。其病因以火热、阴虚为主，病理性质为本虚标实、虚实夹杂，发病时以火热为标、为实，阴亏为虚、为本。火热、阴虚贯穿发病的整个过程。故临床确立以清热泻火、滋阴降火为治疗支气管扩张咯血的基本法则；根据脏腑辨证，又可分清肺泻火止血、清肝泻火止血、润肺降火止血、滋肾降火止血等法。在急性期咯血量往往较大，造成这种情况的病因常常为肺、肝两脏火热壅盛，使得血热妄行，此时的第一要务为清泻火热、止血凉血。此期在用药中应注意，忌用辛温动火之品，慎用升提药物，并且忌过于寒凉，过用收涩。

因肺主气，司呼吸，开窍于鼻，外合皮毛，故易受外邪侵袭。外邪袭肺，则易壅遏肺气，使肺气失于宣肃而上逆为咳，损伤肺络，血溢气道，则引起咯血；肝火犯肺者，多由肺气素虚，复因情志不遂，肝郁化火，肝气上逆犯肺，损伤肺络而咯血；或因暴怒气逆，气有余便是火，血随之动，肝火上逆犯肺而咯血。虽然支气管扩张患者常有本虚，但在急性发病期，须以处理标实为要。在治疗时，许老常常清泻脏腑火热之邪的同时，加以凉血止血之品。急则治标，清热须佐以降气，但须强调清热不可太过，以防寒凉遏邪、损伤中阳；且止血不可纯用炭药，以防留瘀。

如有大咯血不止者，急当止血，所谓"存得一分血，便有一分生机"。许老认为，可急用犀角地黄汤或三黄泻心汤加味频频服下；咯血不止，见面色苍白、神志恍惚、心悸烦躁、汗出脉细者，为气随血脱之危重证候，此时当急以益气固脱为治。除上述方剂外，还应同时配合防止窒息、输血等治疗以挽救患者生命。血止后改用益气养阴祛瘀之法，使得离经之血得以排出或自行消散。

医案

李某，女，75岁。2008年12月24日初诊。患者咳嗽、咳痰反复发作4年余，加重伴咯血1个月。患者反复咳嗽、咳大量黏痰，2004年于某医院门诊行肺部CT，提示为支气管扩张，病情时轻时重，反复急性发作，且频繁使用抗生素。1个月前因外出劳累，咳嗽、咳痰较前加重，伴有间断咯血，血量时多时少，量多时色鲜红，量少时色暗红，咳黄色脓痰，口中腥味，发热，微恶寒，体温37.8℃，周身乏力，口干口渴，夜眠可，就诊于当地社区医院，口服头孢类抗生素、复方鲜竹沥口服液4天，症状未见缓解。患者吸烟10余年，现已戒烟30余年，否认高血压、糖尿病等其他疾病病史。听诊左中、左下肺可闻及湿啰音，余查体无异常。舌暗红，苔黄燥，脉弦数。正侧位胸部X线片提示为支气管扩张并左下肺肺炎。

**中医诊断：**肺痈，咯血。

**西医诊断：**支气管扩张，左下肺肺炎。

**辨证：**痰热互结，内蕴于肺；痰热内蕴，灼伤肺络。

**治则：**疏风清热，宣肺化痰，佐以活血凉血止血。

**方药：**银翘散合千金苇茎汤加减。

| | | | |
|---|---|---|---|
| 金银花20g | 连 翘15g | 菊 花15g | 桑 叶15g |
| 薏苡仁12g | 苇 茎45g | 丹 参15g | 陈 皮15g |
| 法半夏12g | 仙鹤草15g | 地榆炭12g | 大 蓟6g |
| 小 蓟6g | 苏 子15g | 白芥子12g | 板蓝根20g |
| 生黄芪30g | | | |

复诊时，发热、微恶寒消失，咯血量逐渐减少，近两日已无咯血，咳嗽、咳痰较前有所缓解，痰黏色白、不易咳出，无口中腥味，仍觉口干口渴，夜眠安。舌暗红，苔薄白少津，脉弦数。

**方药：**

| | | | |
|---|---|---|---|
| 桑 叶15g | 杏 仁12g | 苇 茎12g | 薏苡仁12g |
| 桃 仁12g | 冬瓜仁15g | 陈 皮15g | 半 夏10g |
| 麻 黄6g | 胆南星12g | 竹 茹15g | 板蓝根20g |

服药后患者无咳嗽、咯血，咳痰较前好转，痰色白、量减少。嘱患者平素避风寒，清淡饮食，每日锻炼1～2小时，注意多拍背以促进排痰。

**按：**患者老年女性，年逾七十，阳气自半，痰饮之邪伏于体内，久伏则化热化火，加之不避风寒，易于外感，外邪入里化热，引动内邪，致痰热互结，内干于肺，肺失宣肃，气机不利，故反复咳嗽、咳痰；久病致瘀，郁阻脉络，血不循常道，加之热邪灼伤肺络，故见咯血；火热之邪伤津耗气，故见口干口渴、周身乏力。许老常云表邪未解之时当先解表，或表里同治。支气管扩张急性期患者就诊时多数表邪尚未清除，故遣方时应注意选用疏风解表之品以散表邪，此处许老选用金银花、连翘、菊花、桑叶等辛凉解表，意在疏风清热、解表散邪；痰饮内伏，百病丛生，千金苇茎汤是治疗肺痈的重要方剂，意在化痰排痰，佐以苏子、陈皮、半夏、白芥子降气化痰，调畅气机以利排痰；丹参、地榆炭、大蓟、小蓟等意在活血凉血止血。此可谓表里兼顾，气血同治之方。复诊时，患者外感症状、咯血消失，唯有咳痰较重，故去金银花、连翘、菊花及地榆炭、大蓟、小蓟等，加以杏仁、胆南星、竹茹意在宣肺化痰，治病求本。许老认为，咯血主要病机为"火热"，肺热伤络或木火刑金导致肺络受损、血溢脉外。血随火而升，凡治血证以治火为先。常选用黄芩炭、大蓟、小蓟、藕节等凉血止血；若以咳吐黄脓痰为主症者，常选芦根、薏苡仁、金荞麦、鱼腥草、黄芩等清热排脓消痈。本案初用银翘散合千金苇茎汤加减，以清热化痰为主，妙用在一味黄芪，补气摄血，所谓"有形之血不能速生，无形之气所当急固"。佐用凉血止血药物，仅数剂即令血止、火降而痰液减少。

### （四）防止咯血窒息问题

血块堵塞气道或血流淹溺双肺，可导致通气中断、呼吸停止，即窒息。窒息抢救的关键是迅速解除气道阻塞，尽快逆转病情，包括引流、呼吸支持治疗、使用止血药等，重点在于尽快止血。窒息的抢救强调及时发现，果断采取有效措施，清除呼吸道积血，尽快恢复通气。如在出现呼吸、心搏骤停前，采取体位引流、开放气道、气管插管、机械通气，给予有效的呼吸支持，效果常可立竿见影。

### （五）体位引流问题

支气管扩张患者由于长期反复慢性炎症，气管相对狭窄，弹性减弱，纤毛运动障碍，脓性分泌物滞留，可导致通气、换气功能障碍。排痰是治疗关键，而体位引流则应该成为每日的常规治疗，而非单纯是在急性感染时使用。体位引流的方法是指采用适当的体位，依靠重力作用促进某一肺叶或肺段中分泌物的引流；治疗时根据情况需要采取多种不同体位，如此患者容易疲劳，每日多次治疗一般不易耐受；体位引流的时间通常在饭前或饭后 2 小时左右进行，近期有大咯血的患者禁用本法。体位引流的同时可以配合拍背等动作进行排痰或呼吸训练。

### （六）澄本清源、清化行瘀为要

许老认为，支气管扩张患者的病邪要点为痰、热、瘀。祛邪须根据病之所在部位、病势趋向等因势利导，使邪有去路。瘀血的产生，使得脉络阻塞，气血运行障碍，肺失宣降，往往加重咳嗽、胸闷等症。瘀血既是致病因素，又是病理产物，与痰热等致病因素相互搏结，相互影响，痰瘀互结，每每反复发病。反复咯血者，病灶更易留有宿瘀。痰瘀相杂更致本迁延病难愈，形成恶性循环。因此，从瘀论治，化痰与活血并用是许老常用之法。久病成瘀，瘀血贯穿于本病的整个病程。鉴于支气管扩张的病理特点，许老治疗咯血时善用活血止血药，使止血而不留瘀，如白及、三七粉、蒲黄、茜草等；无咯血时，常予活血祛瘀方药，如血府逐瘀汤加减。许老常在清肺化痰的基础上加入祛瘀止血之品，这样既能祛除离经之血，又能改善毛细血管供血，使得血循经而不致溢于脉络之外。

医案

程某，女，36岁。2009年8月就诊。咳嗽、咳痰8年，反复咯血。此次因高热后引发咳嗽加重，痰多而黏稠，并兼有咯血，血色鲜红、量或多或少，消瘦，神疲，胸闷，咳时气促，口唇干燥，舌红，苔薄黄，脉弦细。

**中医诊断：**肺痈。

**西医诊断：**支气管扩张。

**辨证：**痰瘀互结，肺阴耗伤。

**治则：**清化痰瘀，润肺止血。

**方药：**

| | | | |
|---|---|---|---|
| 芦　根 30g | 海浮石 15g | 葶苈子 15g | 百　合 15g |
| 南沙参 20g | 鱼腥草 30g | 黄　芩 10g | 白　及 10g |
| 青　黛 10g | 海蛤壳 15g | 生甘草 6g | 三七粉 3g（冲服） |

二诊时，药后胸闷已舒，痰量减少，咯血亦有减轻，口唇干燥之症已除，舌质微红，苔薄黄，脉细弦。前方继服7剂。

三诊时，痰量少，咯血已止，苔薄，脉细。治以养阴清肺，化瘀通络。

**方药：**

| | | | |
|---|---|---|---|
| 百　合 15g | 南沙参 15g | 川贝母 6g | 杏　仁 12g |

紫　菀 15g　　山　药 15g　　白　及 10g　　红景天 30g

黄　精 15g　　生甘草 6g　　三七粉 3g（冲服）

继服 14 剂以巩固疗效。随访半年，咯血未作。

> **按：** 该患者痰热内蕴、肺阴暗耗，在清化痰热、补益肺阴的同时应考虑其瘀血停滞肺络，而致胸闷不舒，血溢脉外而不归经，所以在血已止之时，应不忘伍用三七、白及。三七可化血中之瘀、络中之滞；而白及不仅善补肺络之损伤，且因其味辛可散结，性苦能泄热，故常用于消肿、生肌，去腐逐瘀生新，是推陈致新之品。故治疗支气管扩张时，澄本清源不可忘，祛瘀方能生新。

# 第四节　咳　嗽

咳嗽是指肺气上逆作声、吐痰涎而言，是肺系疾病最常见的临床症状之一。中医学把以咳嗽为主症的一系列疾病统归于咳嗽。咳嗽是由六淫外邪侵袭肺系，或脏腑功能失调，内伤及肺，肺失宣降所致。咳而有声无痰者称为咳，有痰无声者称为嗽，声痰俱有者称为咳嗽。

扫码看名师经验

中医学的咳嗽包括西医学所称的上呼吸道感染、急性支气管炎、慢性支气管炎、支气管扩张、肺炎等多种肺系疾病，它既是一个症状，又是一个病名。近 30 年来，对于咳嗽的研究与治疗取得了长足的进展，目前按咳嗽的时间长短又将咳嗽分为 3 类：即急性咳嗽、亚急性咳嗽和慢性咳嗽。急性咳嗽时间小于 3 周，亚急性咳嗽为 3～8 周，慢性咳嗽大于 8 周。许老常讲，咳嗽虽为小恙，若想辨证准确，应手而效，确非易事，治不得法，本病亦缠绵难愈。清代医学家徐灵胎曾讲："诸病之中，唯咳嗽之病因各殊而最难愈，治或稍误，即贻害无穷，余以此证考证四十余年，而后始能措手。"因此，许老对咳嗽一证，尤为留意，通过总结先贤的经验，并结合自己的临证实践，逐渐形成自己治疗咳嗽的辨证思路。

## 一、咳嗽源流论

咳嗽之病名最早见于《黄帝内经》，其中有讨论咳嗽的专篇"咳论"。《素问·咳论》云："秋伤于湿，冬生咳嗽"；"五脏六腑皆令人咳，非独肺也。"《黄帝内经》将咳嗽根据脏腑命名，分为肺咳、心咳、肝咳、脾咳、肾咳、胆咳、胃咳等。《金匮要略》有"风舍于肺，其人则咳"之说，描述了风寒咳嗽咽痒及畏风怕冷的症状特点。隋代巢元方《诸病源候论·咳嗽候》有十咳之称，除五脏咳外，尚有风咳、寒咳、久咳、厥阴咳等，并有"定后复发，连滞，经久也"的记载，提出了久咳迁延不愈的特点。《备急千金要方》《外台秘要》《圣济总录》《太平圣惠方》也都遵十咳的分法。《圣济总录·咳嗽门》曰："肺主皮毛。皮毛易感于寒邪，寒邪伤于肺，则为咳嗽。五脏各以其时受之。为五脏之咳。久不已，传于六腑。六腑不已，三焦受之。是为久咳。"该书记载了对久咳的病因病机以及相关治法的认识。宋代钱乙《小儿药证直诀》将咳嗽按病因分为"肺盛"和"脾虚"两大类。朱丹溪在《丹溪心法·咳嗽》中按病证特点将咳嗽分为风寒、痰饮、火郁、劳嗽、肺胀 5 种。明代李梴《医学入门·咳嗽》中首先将咳嗽按病因分为外感、内伤两大类，明代张景岳在《景岳全书·杂证谟·咳嗽》中推行并发挥了这种简明扼要的分类方法。《普济方·咳嗽门·诸咳嗽》中则将咳嗽分为热嗽、冷嗽、肺气嗽、饮气嗽四种。《赤水玄珠·干咳嗽》记载了干咳的病名及其临床特点，"干咳嗽者，无痰出而咳咳连声者是也……涩之甚者，虽咳十数声，亦无痰出"。明代赵献可《医贯·咳嗽论治》中载有"咳谓无痰而有声，嗽是有痰而无声"。《医学三字经》则对呛咳进行了具体描述，其书云："肺为脏腑之华盖，……受不得外来之客气，客气干之则呛而咳。"

从西医学角度讲，咳嗽是机体的防御性反射，有利于清除呼吸道分泌物和有害因子，多种基础病均可引发，是一种常见、易迁延的内科疾病。频繁剧烈的咳嗽会对患者的工作、生活和社会活动造成严重的影响。1977 年美国的 Irwin 教授发表了第一篇慢性咳嗽治疗综述，首次从神经解剖学的角度论述了咳嗽的病因，除了呼吸系统本身的疾病，更加强调肺外因素的重要性，提出了鼻后滴漏综合征、胃食管反流性疾病相关的咳嗽，开创了现代咳嗽研究的先河，随后30年间，美国、日本，欧洲各国及我国相继出台了咳嗽相关诊治指南。

许老认为，现代咳嗽研究的进展表明，2000年前"五脏六腑皆令人咳"是非常正确而具有深远意义的论断，中医有关咳嗽的论述、治则、治法与方药中更蕴藏着宝贵的财富，值得深入研究和挖掘。

## 二、急性咳嗽

许老认为，急性咳嗽主要由"外邪"侵袭肌表，即病邪侵袭上呼吸道，使肺卫受感，肺气不得宣畅所致。一般急性咳嗽病程较短，少则1～2日，最多1～2周，如通过中医正确的辨证施治，可在1～2日起效，2～3日即愈，体质恢复较快。内伤性咳嗽病因非常复杂，往往是一个慢性过程，也常常由于外邪致急性发作，此时外邪可能是一种诱因，正如《素问·咳论》所云，"五脏六腑皆能令人咳，非独肺也"。由于病因不同，临床诊治时除依照中医"四诊"外，还应结合西医学手段（如病理学检查及实验室检测等），对不明原因的慢性咳嗽也要经中医、现医学手段综合诊断。中西医结合治疗，才能取得预期结果。对于咳嗽，患者不可随意购买药物自服，应及时去医院诊治，以免贻误病情。各种内伤咳嗽在发病的过程中虽皆有咳嗽表现，但应采取不同对策。

### （一）风、寒、暑、湿、燥、火六淫皆可为咳

在风、寒、暑、湿、燥、火外感六淫中，急性咳嗽以风寒、风热、燥邪伤肺最为常见。许老认为，现代人们的生活水平、习惯和环境都发生了极大变化，典型的风寒证、风热证已越来越少，寒热夹杂及其他类型有增多趋势。风、寒、暑、湿、燥、火皆可致病。

1. 风邪恋肺

外感六淫，仍以风邪为主导，风邪具有"其性轻扬""风盛则挛急""风胜则痒"的特性。风为春令，主气，与肝木相应。风邪为病，其病证范围较广，变化较快。其具体特点为：遍及全身，无处不至，上

至头部，下至足膝，外而皮肤，内而脏腑，全身任何部位均可受到风邪的侵袭。风邪能与寒、湿、暑、燥、火等相合为病。风邪来去急速，病程不长，其特殊症状也易于认识，如汗出恶风、全身瘙痒、游走不定、麻木、鼻塞、阵发喷嚏及动摇不宁等，常常同时患有西医学中的变应性鼻炎、荨麻疹、神经性皮炎等。急性咳嗽常在天气变化后突然发生，风邪是本病证发生、发展的主要因素。因此，本病初期多见风邪犯肺，当用辛散之品如炙麻黄、杏仁等疏风散邪，透达外邪，切勿用各种寒凉甜腻之品或收敛之品，否则易致肺气应宣反闭，应降反逆，从而致咳嗽迁延不已。

### 2. 燥湿同形

燥与湿是两种性质截然不同的邪气，在急性咳嗽的发病过程中，既可单独致病，又常常相兼为患。燥是秋天的主气，燥邪伤人多见于气候干燥的秋季，故又称秋燥。燥邪多从口鼻而入，其病常从肺卫开始。燥邪致病易伤津液，表现为体表肌肤和体内脏腑缺乏津液，干枯不润的症状，如口鼻干燥、咽干口燥、皮肤干燥皲裂等。燥易伤肺，肺为娇脏，外合皮毛，外感燥邪最易伤肺，而致干咳少痰、口鼻干燥。湿属阴邪，性质重浊而黏腻，它能影响气的升降出入，妨碍脾的运化。如果是外感湿邪，常见恶寒发热、出汗而热不退、四肢困倦、关节肌肉疼痛等症状；如果是湿浊内阻肠胃，常见胸闷不舒、小便不利、食欲不振、大便溏泄等症状。

临床上燥邪致病既有秋令外感燥邪，又有风寒、风温化燥化火，还有诸如大气污染、汽车尾气、吸烟、居处高楼这些致燥的现代因素。许老通过多年的临床实践认识到，燥热夹湿更为多见。其原因：一是患者过食肥甘厚腻或饮酒，素体湿邪内蕴，复因感受燥邪，耗伤肺津，郁阻肺气，肺失宣降，肺气上逆而咳；二是燥性收敛干涩，除耗伤肺津外，又可使肺之气机宣降失司，则津液失其敷布，凝聚成湿，燥热夹湿阻碍肺气，形成咳嗽；三是素体肠燥便秘，肺胃津亏，或素体阴虚内热者，又感受风寒之邪，一方面风寒化燥、化热，另一方面亦使肺气失降，津停为湿，从而形成燥热夹湿的咳嗽。燥热与湿相搏，则不易外达，肺气宣肃失常，湿邪更加胶着难化，如治疗不当常常转为难治之顽咳。临床上常用桑叶、杏仁、制半夏、黄梨等清热润燥。黄梨味甘性凉，归肺经，功能清热化痰、生津润燥，又不滋腻，是治疗燥热夹湿咳嗽不可缺少的良药。

### （二）因时因地因人，辨别疾患特点

许老认为，因时、因地、因人制宜是治疗急性咳嗽的重要因素。因时制宜，指不同季节治疗用药要有所不同。《素问·六元正纪大论》说："用温远温，用热远热，用凉远凉，用寒远寒。"即谓夏暑之季应避免过用温热药，严寒之时应避免过用寒凉药。因酷暑炎炎，腠理开泄，用温热药要防开泄太过，损伤气津；严寒凛冽，腠理致密，阳气内藏，用寒凉药恐会折伤阳气。故皆曰"远"之。因地制宜，即根据不同地区的地理环境来选择不同的治疗用药。如我国西北地高气寒，病多寒证，寒凉剂必须慎用，而温热剂则为常用；东南地区天气炎热，雨湿绵绵，病多温热、湿热，温热剂必须慎用，寒凉剂、化湿剂则为常用。因人制宜，指治疗用药应根据患者的年龄、性别、体质、生活习惯等不同而调整。叶天士说："凡论病，先论体质、形色、脉象，以病乃外加于身也。"（《临证指南医案·呕吐门》）许老认为，体质在很大程度上决定了患者对不同病邪的易感性和既病之后病理变化的倾向性。大抵体丰肉柔，阳虚之体，本来就多湿多痰，而且腠理空疏，故较易为风寒之邪伤；而形瘦色苍，阴虚之体，本来就多燥多热者，则易感受风热之邪。是以风热、燥热咳嗽，在阴虚体质者，常须照顾到阴分，叶天士处方中常选用玉竹、沙参、天花粉、麦冬、蔗浆等一二味，就是这个道理。风寒咳嗽，在阳虚体质者，直须扶其阳。郑钦安认为，阳虚者，定见困倦懒言，四肢无力，脉浮空、细微无力，唇舌青或淡白，而喜热饮热食，身无发热，吐白泡沫痰，扶其阳则咳嗽自止，不可见痰化痰，见咳止咳。

### （三）辨证论治，精选方药

#### 1. 风寒咳嗽

气候改变时，尤其季节交替之际，容易外感风寒，出现发热或不发热，咳嗽，痰液清稀，兼有鼻塞流涕，头疼，无汗，舌苔薄白，脉浮

紧，以上都是风寒犯肺的表现。其因在肺气不能宣畅，风寒伤于皮毛，外束肤腠，其邪在表。治法应疏风散寒，宣肺止咳。方药可选用金沸草散：金沸草（其花名为旋覆花）12～15g、前胡12～15g、荆芥10～12g、细辛3g、半夏10～12g、赤芍5g、云苓15g、甘草10g、紫菀15g、百部15g。每日1剂，水煎分2次服。

金佛草，又叫金沸草，生于海拔150～2400m的山坡路旁、湿润草地、河岸和田埂上，性温，味咸，具有散风寒、化痰饮、消肿毒、祛风湿的功效。金沸草作为旋覆花的别名，始载于《神农本草经》，原名金沸草，当时仅用花，而未言用茎、叶，其后诸家本草均沿用金沸草之名。

金沸草散之名见于多个方剂，许老常用的金沸草散出自宋代《太平惠民和剂局方》，原方由旋覆花（去梗）、麻黄（去节）、前胡（去芦）各三两，荆芥穗四两，甘草（炒）、半夏（汤洗七次，姜汁浸）、赤芍药各一两，制成粗末而成。治风化痰，除头目昏痛，颈项强急，往来寒热，肢体烦疼，胸膈满闷，痰涎不利，咳嗽喘满，涕唾稠黏，及治时行寒疫，壮热恶风。方中以旋覆花（近代用花）为君。陈修园《医学从众录》提出"轻者六安煎，重者金沸草散"。旋覆花味咸性温，《神农本草经》称其"主治结气胁下满、惊悸，除水、去五脏间寒热"；《本草别录》谓其"消胸上痰结、唾如胶漆、心胁痰水、膀胱留饮"。辛能宣散肺气达于皮毛，咸能肃降肺胃、豁痰蠲饮，一宣一降，使肺胃之痰涎水饮下行，肺自清虚矣。芍药、甘草酸甘化阴，有滋养肺津、收敛肺气之功，赤芍兼有活血利咽之效。荆芥、麻黄辛温宣肺解表，前胡、陈皮、半夏化痰降逆平喘为佐使。合用紫菀、百部止嗽则效果更好。

2. 风热咳嗽

身热体温偏高或不高，咳嗽，咳痰，痰多黄色、难以咳出，口渴欲饮，咽疼咽痒，头疼，乏力，脉浮数（轻轻一按就感觉到脉动，且每分钟超过90次，即为浮数脉），舌红，苔薄黄，此为风热咳嗽的表现。其因在风热袭肺，肺失清肃，热熬津液为痰，口渴咽疼为肺热耗津，风热主疏泄故而有汗，苔黄为肺热在表。

治法应疏风解表清热，宣肺止咳。方药可用桑菊饮或银翘散。桑菊饮：桑叶 10～12g、菊花 10～12g、杏仁 10g、连翘 10～15g、薄荷 6～10g（后下）、桔梗 10～15g、甘草 6～12g、芦根 15g。银翘散：金银花 10～20g、连翘 10～15g、苦桔梗 10～12g、薄荷 10～15g（后下）、淡竹叶 10g、生甘草 6～10g、荆芥穗 10～12g、淡豆豉 10～12g、牛蒡子 10～15g。

桑菊饮出自《温病条辨》，为辛凉解表之剂，该方长于宣肺止咳、疏风清热，故常用于外感风热、咳嗽初起之证。《温病条辨》曰："此辛甘化风、辛凉微苦之方也。盖肺为清虚之脏，微苦则降，辛凉则平，立此方所以避辛温也。今世金用杏苏散，通治四时咳嗽，不知杏苏散辛温，只宜风寒，不宜风温，且有不分表里之弊……风温咳嗽，虽系小病，常见误用辛温重剂，销铄肺液，致久咳成痨者，不一而足。"风温之邪外伤皮毛，上犯于肺，导致肺气不宣，故以身热咳嗽为主证。方中桑叶、菊花甘凉轻清，疏散上焦风热，且桑叶善走肺络、清泄肺热，二者共为主药。辅以薄荷助桑叶、菊花疏散上焦之风热，杏仁、桔梗宣肺止咳；连翘苦寒清热解毒，芦根甘寒清热生津止渴，共为佐药。甘草调和诸药，且有疏风清热、宣肺止咳作用，为使药。但本方药轻力薄，若邪盛病重者，可仿原方加减法选药。

银翘散长于辛凉透表，清热解毒。《温病条辨》云："太阴风温、温热、温疫、冬温，但热不恶寒而渴者，辛凉平剂银翘散主之。"温病初起，邪在卫分，卫气被郁，开阖失司，故发热、微恶风寒、无汗或有汗不畅；肺位最高而开窍于鼻，邪自口鼻而入，上犯于肺，肺气失宣，则见咳嗽；风热搏结气血，蕴结成毒，热毒侵袭肺系门户，则见咽喉红肿疼痛；温邪伤津，故口渴；舌尖红，苔薄白或微黄，脉浮数，均为温病初起之佐证。治宜辛凉透表，清热解毒。方中金银花、连翘气味芳香，既能疏散风热，清热解毒，又可辟秽化浊，在透散卫分表邪的同时，兼顾了温热病邪易蕴结成毒及多夹秽浊之气的特点，故重用为君药。薄荷、牛蒡子辛凉，疏散风热，清利头目，且可解毒利咽；荆芥穗、淡豆豉辛而微温，解表散邪，此二者虽属辛温，但辛而不烈，温而不燥，配入辛凉解表方中，增强辛散透表之力，是为去性取用之法。以上四药俱为臣药。芦根、淡竹叶清热生津，桔梗开宣肺气而止咳利咽，同为佐药。甘草既可调和药性，护胃安中，又合桔梗利咽止咳，是属佐使之用。本方所用药物均系清轻之品，加之用法强调"香气大出，即取服，勿过煎"，体现了吴氏"治上焦如羽，非轻莫举"的用药原则。本方配伍特点有二：一是辛凉之中配伍少量辛温之品，既有利于透邪，又不悖辛凉之旨；二是疏散风邪与清热解毒相配，具有外散风热、内清热毒之功，构成疏清兼顾，以疏为主之剂。《温病条辨》曰："本方谨遵《内经》'风淫于内，治以辛凉，佐以苦甘；热淫于内，治以咸寒，佐以甘苦'之训，又宗喻嘉言芳香逐秽之说，用东垣清心凉膈散，辛凉苦甘。病初起，且去入里之黄芩，勿犯中焦；加银花辛凉，芥穗芳香，散热解毒，牛蒡子辛平润肺，解热散结，除风利咽，皆手太阴药也……此方之妙，预护其虚，纯然清肃上焦，不犯中下，无开门揖盗之弊，有轻以去实之能，用之得法，自然奏效。"

在运用以上所举方药时均须注意以下几点。

（1）咳嗽甚者，加前胡 15g、浙贝母 20g、款冬花 15g、枇杷叶 15g。

（2）痰多者，加陈皮 10～15g、半夏 10～12g、胆南星 10g。

（3）发热体温高者，加板蓝根 30g、柴胡 15g。

（4）口干咽燥者，可加百合 12g、麦冬 15g、北沙参 15g。

（5）外寒内热者，酌情加麻黄 3～6g、杏仁 10～12g、生石膏 20～30g。

（6）气短、气喘者，加麻黄 6～10g、厚朴 10g。

## （四）辨证用药宜忌

急性咳嗽一般多为邪实，治疗当以宣畅肺气、疏散外邪为主。因"上焦如羽，非轻不举"，故用药宜以轻清灵动之品开达之，不主张药量过大，并应避免过早妄用酸敛收涩镇咳，闭门留寇。若外邪未消，也不可过投养阴润肺之品，以免病邪恋肺，咳嗽缠绵难愈。如浙贝母和川贝母，两者都有清肺、润肺止咳之功，但浙贝母性味偏辛，有宣散之功，故多用于外感咳嗽，川贝母偏润而多用于燥咳、久咳，若过早使用川贝母治疗外感咳嗽，会使风邪郁闭，反不能祛邪外出，致咳嗽日久。外感咳嗽用药不能一味寒凉，因为寒性收引而碍于宣发，只有辛温的药才能助肺恢复宣发的功能，故无论寒热，均可使用辛温之品以利于肺气的宣发。另外，应注意通腑药的使用，肺与大肠相表里，大便的通畅有利于恢复肺的肃降功能，临床组方用药中加用杏仁、枳实等具有润肺、通腑功效的中药，使清宣药和肃降药协同作用，则肺的宣降功能可很快得到恢复。再如桔梗主升，配以枳壳之降或前胡之降，升降相合正适宜舒畅气机，可利胸膈，开咽喉。

### 三、慢性咳嗽

#### （一）常见病因

现代研究表明，慢性咳嗽的常见病因包括：咳嗽变异性哮喘、上气道咳嗽综合征（又称鼻后滴漏综合征）、嗜酸性粒细胞性支气管炎和胃食管反流性咳嗽。这些病因占呼吸内科门诊慢性咳嗽病因的70％～95％，其他病因较少见。但慢性咳嗽涉及面广，不仅与呼吸系统疾病有关，还与其他系统的疾病有关。西医学针对慢性咳嗽的治疗以镇咳化痰为主，感染时使用抗生素，某些疾病还须应用激素治疗，副作用较大。许老认为慢性咳嗽属于中医"久咳""久嗽""顽咳"范畴。究其原因，应与患者自身体质密切相关，亦与后天环境及感受之邪气有一定关系。许老认为，对于慢性咳嗽应详加辨证，对不同疾病引起的慢性咳嗽，采用中医辨证思维异病同治或同病异治，往往可以取得很好的临床疗效。因此，还是需要在辨证上下功夫。

#### （二）治咳必治肺，治肺必先宣肺

"咳证虽多，无非肺病"。许老认为"久咳""久嗽""顽咳"的治疗，第一要务即是宣肺。此类患者往往始于外感邪气，邪气或从皮毛而进，或从口鼻而入，进而影响到肺的正常生理功能，使肺失宣降，导致咳嗽的发生。临床往往一见咳嗽，便认为是肺热所致，治疗亦多用药性寒凉的清肺止咳化痰之品，这样反而易使肺气失于宣发，肺之开阖宣肃功能失调，邪气不能透达外出，而致久咳不愈。治疗误区多为清降有

余，而宣发不足。许老治疗慢性咳嗽常用麻黄宣发肺气，散发余邪。其认为肺气不宣发则不能发挥肃降的功能，一升一降正常，肺的生理功能才能正常发挥，咳嗽才能治愈。麻黄轻扬上达，性温辛散，善于宣畅肺气、温散肺寒；肺为水之上源，肺气宣降，水道通调，水液自可下输膀胱，因而麻黄又有利水消肿之功效。体虚自汗、盗汗、虚喘及阴虚阳亢者应谨慎服用本品。《神农本草经》对麻黄有以下记载："味苦温。主中风、伤寒、头痛、温疟，发表，出汗，去邪热气，止咳逆上气，除寒热，破癥坚积聚。"《景岳全书》云："外感之咳，阳邪也，阳邪自外而入，故治宜辛温，邪得温而自散也。"又云："病根不除，咳嗽焉有愈期。而久陷之邪，又非一般发汗透表药能驱，而麻黄却可建奇功，无论寒热，均可恰当配伍使用。麻黄性温味辛，辛能开其闭，温可散其邪，最能拔除深陷之邪，为宣发肺气之要药。"《本草正义》云："麻黄轻清上浮，专疏肺郁，宣泄气机。虽曰解表，实为开肺；虽曰散寒，实为泄邪。风寒固得之而外散，即温热亦无不赖之以宣通。"故外感后久咳不愈，无论有无表证，均首选麻黄为用。久咳不愈患者，临床上单纯见某一证候者较少，往往外有肺气不宣，内有痰浊蕴肺，痰郁日久又易化热，故多寒热证兼见，虚实证夹杂。在临床用药中，往往寒温药并行，宣降药互用，补泻兼施，根据患者的体征辨证用药。

许老用麻黄时多与桂枝、杏仁或石膏配伍。麻黄配桂枝可宣卫气，解肌发表，通血脉，温经散寒。《本草思辨录》曰："桂枝者，所以补麻黄之不足也。麻黄泄荣卫之邪，桂枝调荣卫之气。桂枝得麻黄，不至羁汗；麻黄得桂枝，即能节汗。二者合而正不受伤，此麻桂并用之方皆然。"麻黄配杏仁能宣肺气，散风寒而平喘。《药品化义》曰："若四时感冒风寒，闭塞肺气，咳嗽声哑，或鼻塞胸满，或喘急痰多，用入三拗汤以发散肺邪，奏功甚捷。若小孩疹子，当能散热邪，以此同杏仁，发表清肺，大有功效。"麻黄、石膏互伍，麻黄辛温，石膏大寒。重用石膏，轻用麻黄，寒热对消，麻黄只用其辛，而不用其温，合为辛凉宣泄、清肺平喘之治。这与麻黄配桂枝、麻黄配杏仁治风寒咳嗽者，则有寒热之不同。《本草经疏》曰："麻黄得石膏，则发散不猛。"

又有邪气恋肺，肺失宣降，因肺开窍于鼻，外合皮毛，为五脏华盖，不耐寒热，故为"娇脏"，而易受邪气侵袭令宣降失司，发为咳嗽，如《医学心悟》所说："肺体属金，譬如钟然，钟非叩不鸣，风、寒、暑、湿、燥、火六淫之邪，自外击之则鸣；劳欲情志，饮食炙煿之火，自内攻之则亦鸣。"许老认为外感六淫之邪，无论风寒、风热、风燥，多从口鼻或皮毛而入，侵袭肺系，使肺气郁遏；而对于初起外感失治，邪气留恋于肺，肺失宣降，上逆作咳，甚至气道挛急，而为剧烈咳嗽的患者应以宣降肺气为法。岳美中先生云："咳嗽一证，虽非大病，治不得法，亦缠绵难愈。"许老根据邪气犯肺、肺气失宣的发病机制，自拟止咳方：麻黄10g、杏仁10g、前胡10g、紫菀15g、百部12g、款冬花15g、浙贝母20g、射干12g、板蓝根30g。根据患者病情特点，可随症加减，辨证用药。方中以麻黄、杏仁相伍宣肺止咳，麻黄味辛、性温，中空而浮，长于升散，专走气分，辛温开泄，宣肺达邪；杏仁味苦、辛，性温，辛能散邪，苦能下气，降利肺气。二药相伍，一宣一降，以复肺气之升降，增强宣肺之力。前胡既能宣肺散风清热，又能降气化痰；紫菀、百部合用出自《医学心悟》止嗽散，紫菀味苦、辛，百部味苦、甘，皆归肺经，二药性微温而不热，润而不燥，理肺止咳，新久咳嗽均能使用。治疗咳嗽日久不止，咳痰不爽。浙贝母清热化痰，降逆肺气；射干祛痰利咽；板蓝根清热凉血，解毒利咽；款冬花润肺下气，化痰止咳。诸药合用，共成宣肺止咳、利咽化痰之功效。针对遇冷则咳重、喉痒、痰白，风寒咳嗽为主者，多合止嗽散加减；若对素有寒饮患者，痰多而稀，或有泡沫，晨起痰又黏稠或带黄痰，苔白水滑，或兼见喘促者，则仿仲景小青龙汤之意，用上方再加干姜、桂枝温化寒饮；若口干或渴，痰白黏或黄，咽干或痛，舌质多不甚红，舌面、舌尖起红刺，以风热或风温咳嗽为主者，用桑菊饮加浙贝母等；若见痰黄稠且难咳出，舌质红干，苔黄厚而燥者，可用麻杏石甘汤加瓜蒌、竹茹、枳实、桔梗、芦根、浙贝母、鱼腥草等；若患者痰黏，痰或白或黄、不易咳出，舌淡红或红，苔白腻或黄腻，属痰热内蕴者，可用黄连温胆汤。

医案

李某，男，35岁。2009年12月24日初诊。患者近3年来，每到秋冬季节就出现咳嗽，并伴低热，且咳嗽往往迁延数月不愈。就诊时咳嗽已经 3 个月余，昼夜不止，清晨尤其剧烈，咳少量白黏痰，且不易咳出，咽痒，严重影响睡眠，持续低热半个月余，午后为甚，体温37.6℃左右，纳食少，二便调，曾服用止咳化痰的中药汤剂及川贝枇杷露、复方甘草片等，并静脉滴注阿奇霉素及头孢类抗生素抗感染治疗，咳嗽及发热症状均未见明显减轻。查其舌红，苔黄厚腻，脉濡滑。血常规及胸部正侧位片均未见明显异常，肺通气功能检查正常，支气管激发试验阳性。

**中医诊断：**久咳。

**西医诊断：**咳嗽变异性哮喘。

**辨证：**湿热郁肺。

**治则：**宣肺化湿。

**方药：**麻杏苡甘汤合止嗽散加减。

| 生麻黄 6g | 杏　仁 15g | 生薏苡仁 30g | 桔　梗 15g |
| 藿　香 10g | 黄　芩 10g | 射　干 15g | 浙贝母 15g |
| 滑　石 30g | 百　部 15g | 紫　菀 15g | 枇杷叶 15g |
| 白　前 15g | 蝉　蜕 10g | | |

二诊时，患者咳嗽明显减轻，夜间咳嗽好转尤其明显，能整夜睡眠而无咳醒，白天咳嗽次数较前减少，仍有少量白黏痰，稍有咽痒，1 周内午后低热 2 次，舌红，苔白腻。前方去浙贝母，加半夏 10g，继服 7 剂。

三诊时，患者仅白天偶有咳嗽，痰少，易咳出，纳、眠可，二便调，体温正常，未再出现低热，舌红，苔薄白。前方去藿香，加桑白皮 15g，再服 7 剂，以巩固疗效。

> **按：**咳嗽变异性哮喘是支气管哮喘的一种特殊类型，临床表现为慢性、持续性或反复发作的咳嗽和气道高反应性，部分患者可发展为典型哮喘，在慢性咳嗽的患者中变异性哮喘（久咳）占 32.6%，是慢性咳嗽的最常见病因。本案患者咳嗽 3 个月余，低热，苔黄厚腻，脉濡滑，为湿热闭郁肺经所致，治疗当以开宣肺气、清热化湿

为法则。许老治肺必先宣肺，故用生麻黄宣肺散表，开皮毛之闭郁，上行水道，气化湿亦化，为君药。杏仁开肺气以利气化，降气止咳；生薏苡仁健脾、渗湿。二药共为臣药。桔梗开宣肺气，祛痰利咽而止咳；蝉蜕开达上焦，利咽止痒；藿香芳香化湿，《本草正义》言其"芳香而不嫌其猛烈，温煦而不偏于燥烈，能祛除阴霾湿邪"；黄芩清肃肺热；射干、浙贝母清热化痰，开郁散结而清利咽喉；滑石清热渗湿于下；加百部、紫菀、枇杷叶、白前等止咳化痰。以上共为佐使之品。因甘草味甘有助湿之弊，常去之不用。诸药相合，湿去热除，咳嗽自平。

总之，治疗久咳的方法是宣降并重，且应尤其重视宣发肺气。主用麻黄开宣肺气以祛邪外出，配伍灵活，效若桴鼓。需要注意的是，麻黄在临床具体运用时应根据患者的年龄大小、体质强弱、病情轻重缓急，酌情调整用量，一般常用 6～10g。

### （三）治咳必治肺，治肺必调肺之气机

许老认为，治疗久咳必须调畅肺之气机，咳嗽是由六淫外邪侵袭肺系，或脏腑功能失调，内伤及肺，肺气不清，失于宣肃所成。脏腑气机的升降运动在生理状态下是有一定规律的，一般可体现出升已而降、降已而升、升中有降、降中有升的特点，保持着动态平衡，维持着正常的生命活动。当气的运动失去这种平衡时，人的生命活动就要出现异常而呈现病理状态，即"气机失调"。气的上升运动太过，即为"气逆"，当肺气上逆时，即出现咳嗽。

《景岳全书·咳嗽》载"咳嗽一证，窃见诸家立论太繁，诸不得其要，以余观之，则咳嗽之要，止唯二证……一曰外感，一曰内伤而尽之矣，咳证虽多，无非肺病"，指出无论是邪从外入之外感咳，还是自内而发的内伤咳，其病位终在肺，故治疗时必治肺。肺的主要生理功能是主气，司呼吸，主行水，朝百脉，主治节。肺气以宣发肃降为基本运行形式。肺在五脏六腑中位置最高，覆盖诸脏，故有"华盖"之称。肺叶娇嫩，不耐寒、热、燥、湿诸邪之侵；肺又上通鼻窍，外合皮毛，与

自然界息息相通，易受外邪侵袭，故有"娇脏"之称。然其要正常发挥生理功能，必靠肺的宣发肃降来实现。若邪干于肺，使肺气闭郁，宣降失司，必会上逆而作咳喘。因此，针对咳的基本病机——肺气上逆，治疗时应调其气机使气顺，或补气，或行气，或祛痰，或滋阴，以恢复肺的宣发肃降功能。

许老指出，明确慢性咳嗽病因之后，一方面是对因治疗，但同时还应注意结合肺的生理功能，用药强调宣肃并用，以复肺之宣肃功能。临床常选用麻黄、前胡、桔梗等散外邪而宣发肺气；杏仁、射干、浙贝母、紫菀、款冬花、枇杷叶等肃降肺气，止咳化痰。肺居上焦，用药宜轻，所谓"上焦如羽，非轻不举"，许老主张应用苏叶、白前、前胡等轻清宣散化痰之品，并强调不宜过早使用敛肺止咳之品，以防"闭门留寇"，邪恋不去，反使病情迁延。另外，风邪久羁亦可侵及肺络，使咳嗽难愈，咳引胸痛。

咳为肺气上逆而作，故无论是外感咳还是内伤咳，均要调畅肺的气机，使其气顺，宣发肃降功能正常。治病求本，体现在用药时要配伍一组具有宣发肃降肺气、行气补气功效之药。人体为一整体，脏腑之间生理病理相互影响，故久咳必及他脏，出现咳兼他脏病证的现象。五脏咳久可涉及所对应的六腑，反之六腑受邪致本身功能失常也可影响五脏，而致肺失宣肃，肺气上逆作咳。《素问·咳论》云："脾咳不已，则胃受之，胃咳之状，咳而呕，呕甚则长虫出。肝咳不已，则胆受之，胆咳之状，咳呕胆汁。肺咳不已，则大肠受之，大肠咳状，咳而遗矢。心咳不已，则小肠受之，小肠咳状，咳而失气，气与咳俱失。肾咳不已，则膀胱受之，膀胱咳状，咳而遗溺。"要明确咳嗽终是由于肺气上逆，只是他脏受累后功能失调加重了咳嗽，治疗时仍应重在治肺，兼治他脏。如《景岳全书·咳嗽》所说："盖外感之咳，其来于肺而及脏，以肺为本而脏为标也……治外感者，使不知治阳而妄治阴，则邪气何由以解，邪不解则终不宁。"故重在治肺祛邪。久咳能累及他脏主要是因肺主气、司呼吸、通调水道、朝百脉、主治节的功能失调。要治他脏就得恢复肺的功能，那么就得恢复肺的宣发肃降。选方组药重在治肺，调肺气机，化痰使气顺，宣肺肃肺使气顺，行气使气顺。若大肠实热积滞，腑气不通，而致肺气壅阻时，肺的宣发肃降亦受影响，治疗若单从肺治很难见效，许老常用桔梗、杏仁、瓜蒌等药物，既可止咳平喘，又可润肠通便。

### （四）治咳必治肺，治肺须理血固气

肺主一身之气，且气血相互为用，在肺病中，气血失调也是其主要病机之一，调理气血在久咳的治疗中也起到了重要的作用。气血的运行，保持着相互对立、相互依存的关系。气为阳，是动力；血为阴，是物质基础。营血在经脉中之所以能不停地运行周流全身，有赖于气作为它的动力。气行血亦行，气滞血亦滞，所以说"气为血之帅"。但气必须依赖营血才能产生并发挥作用，所以又有"血为气之母"的说法。它们的关系是，血液营养组织器官而使之产生功能活动，而组织器官的正常活动又推动了血液的运行。气血的运行，也体现了"阴阳互根"的道理。无论气滞还是气虚，均会导致血瘀的发生，而血瘀又会引起气滞和气虚。唐容川在其所著《血证论》中说："盖人身气道，不可有塞滞，内有瘀血，则阻碍气道，不得升降，是以壅而为咳，须知痰水之壅，由瘀血使然，但去瘀血，则痰水自消。"许老常在宣肺止咳的基础上酌加丹参、川芎等药，以行气活血化瘀。

许老认为，若要有效地预防咳嗽反复发作，不但要培养正气，而且在虚证与咳同时存在的时候，也要注意应用补法。正所谓"正气存内，邪不可干"。常见的因虚致久咳不愈的情况，是肾虚咳嗽和脾虚咳嗽，因此应固护脾肾之气。肾虚咳嗽多见于中老年人，发作时反复咳嗽，痰多、为泡沫状、味咸，耳鸣，眼花，腰膝及足跟酸软，许老在治疗咳嗽药物的基础上多加用熟地等滋补肾阴之药。熟地味甘，微温，归肝、肾经，具有滋阴补血、益精填髓的功效，可用于肝肾阴虚之腰膝酸软、骨蒸潮热、盗汗遗精、内热消渴、血虚萎黄、心悸怔忡、月经不调、崩漏下血、眩晕、耳鸣、须发早白。在临床上熟地并非咳嗽之禁品，应用得当，会收到满意的疗效，如包含熟地的金水六君煎、六味地黄丸，均是补肾止咳的良方。脾虚咳嗽多见咳嗽痰多色白、大便溏、腹泻、食少纳差、舌胖大或见齿痕、苔薄或白或腻，许老常用玉屏风散加干姜以健脾

补肺治疗慢性咳嗽。许老治疗肺系病证尤其推崇玉屏风散。该方由黄芪、白术、防风三味中药组成，前两味药以扶正为主，而防风则以祛邪为主，本方剂正是扶正祛邪巧妙结合的例子。《古今名医方论》中记载玉屏风散云："防风遍行周身，称治风之仙药，上清头面七窍，内除骨节疼痹，外解四肢挛急，为风药中之润剂，治风独取此味，任重功专矣。然卫气者，所以温分肉而充皮肤，肥腠理而司开阖。惟黄芪能补三焦而实卫，为玄府御风之关键，且无汗能发，有汗能止，功同桂枝，故又能除头目风热、大风癞疾、肠风下血、妇人子脏风，是补剂中之风药也。所以防风得黄芪，其功愈大耳。白术健脾胃，温分肉，培土即以宁风也。夫以防风之善驱风，得黄芪以固表，则外有所卫；得白术以固里，则内有所据，风邪去而不复来，……当倚如屏，珍如玉也。"许老认为，玉屏风散可以提升患者的"正气"以抵御外邪，故对体质虚弱的久咳患者往往能起到奇效。

### （五）治咳必治肺，治肺须清热解毒

许老认为，毒邪是久咳的一个不能忽视的重要致病因素。他认为毒邪有多种表现形式，可分为外来之毒和内生之毒。由于毒邪具有内在的、共同的病理基础，所以不论毒邪来自外感还是内生，均有许多类似的临床特征，如暴发性、顽固性、多发性、内损性、依附性。对于久咳患者，有热就有毒，热因毒而生，无毒不起热，且实邪与痰热均可产生毒邪，临床上表现为初起低热、咽痛不适、干咳较剧。因此，许老认为，久咳患者排毒重在清热解毒，常用药物有板蓝根、鱼腥草、金荞麦等。许老最喜用的清热解毒药为板蓝根。板蓝根有清热、解毒、凉血的功效，《日华子本草》云其"治天行热毒"，《本草述》云其"治天行大头热毒"，《本草便读》云其"清热解毒，辟疫，杀虫"，《分类草药性》云其"解诸毒恶疮，散毒去火，捣汁或服或涂"。

医案

李某，男，73 岁。2008 年 12 月 24 日初诊。患者咳嗽、咳痰反复发作 1 年余，曾在某医院行肺部 CT 检查，示左上肺慢性炎症，现咳嗽，痰不易咳出，口干，时有头晕、乏力，舌红，苔少，脉弦细。吸烟史

20 余年。

**中医诊断：**久咳。

**西医诊断：**慢性咳嗽。

**辨证：**阴虚肺燥。

**治则：**滋阴润肺。

**方药：**麻杏石甘汤合百合固金汤加减。

生　地 15g　　百　合 15g　　麦　冬 15g　　玄　参 15g

桑　叶 15g　　生麻黄 6g　　杏　仁 12g　　生石膏 20g

板蓝根 30g

二诊时，患者咳嗽症状好转，咳痰量减少。舌红，苔少，脉弦。上方加熟地、山药各 15g，滋阴补肾。服药 7 剂后，咳嗽、咳痰基本消失。

> **按：**患者有吸烟史 20 余年。烟为阳邪，烁伤阴津，烟亦为毒邪，故须用板蓝根清热解毒。患者阴虚内燥，肺失滋润，以致肃降无权，肺气上逆，为本证的主要病机。阴虚肺燥，故干咳无痰或痰少而黏，口干舌燥；肺肾为母子之脏，肺肾阴虚，则生内热，又感外邪，肺失宣降，气机不畅，故咳嗽、咳痰。治以百合、生地、麦冬养阴；麻黄、杏仁、桑叶助肺复其宣降以止咳平喘；生石膏、板蓝根清热解毒。
>
> 板蓝根出自一种能产三种中药材的植物。叶子称"大青叶"，味苦，性大寒，具有清热解毒、凉血消斑的功效，适用于治疗温热病及血热发斑等病证；其根茎称"板蓝根"，味苦，性寒，具有清热解毒、凉血利咽的功效，适用于外感风热所致的发热头痛、咽喉肿痛等病证；而从叶子中提取加工的色素类成分称"青黛"，味咸，性寒，具有清热凉血、解毒散肿、清泻肝火的功效，适用于温毒发斑、血热吐衄、痄腮肿痛及肝热生风等病证。虽然三种中药材功效略不同，但都有清热凉血、解毒利咽的作用。近年来，有人将板蓝根长期代茶饮用，这种做法是错误的。众所周知，是药三分毒，板蓝根也不例外。中药学理论认为，板蓝根为清热解毒药，味苦，性寒，易损伤脾胃，所以中医辨证属于脾胃虚寒体质的人就不适宜

服用板蓝根，误服后可能会加重病情。正常的健康人也不能把板蓝根当作茶来长期饮用，因为苦寒药有"泻"的作用，长时间饮用会造成脾胃虚寒，对健康不利。

### （六）治咳必治肺，久咳须化湿

湿热是慢性咳嗽不容忽视的一个因素。湿热咳嗽南方多见，但随着气候变暖及饮食习惯的改变，近年来北方也有增多。其病因病机主要有以下几种。①外感湿热。夏秋季节，湿热邪气蕴蒸，起居不慎，素有内湿的患者则易外受湿热之邪侵犯，正如清代薛生白所言："太阴内伤，湿饮停聚，客邪再至，内外相引，故病湿热。"②饮食所伤。一方面，过食肥甘厚味或辛辣煎炸之品，致使脾胃运化呆滞，湿热内生；另一方面，素体脾胃亏虚之人，过食生冷瓜果及吸烟、饮酒过度使脾胃更伤，纳运失职，水液代谢障碍，而致湿邪产生，久郁化热。湿热上熏肺金，使肺宣降失司而病咳嗽。③情志劳倦。过度紧张、思虑，可致气机郁滞，津液停聚，湿热内生。清代石寿棠言："思虑过度则气结，气结则枢转不灵而成内湿。"④治疗失当。过多服用温补滋腻之品，造成脾运不健，内生湿热。本证有时表现为干咳、少痰，若过用滋润之品，则湿热更加难解，吴鞠通所谓"润之则病深不解"。上述诸因素所产生的湿热之邪闭郁于肺，使肺气宣降失常而发生咳嗽不止，可见其病位在肺，而不止于肺。

湿热咳嗽的证候特征主要与湿热邪气的特性、涉及的脏腑有关。湿热病具有"来缓去迟"的特点，湿热咳嗽也不例外。湿热相合，如油入面，难以分解，因此湿热咳嗽病程较长，缠绵难愈。有时因咳嗽缓解而过早停药，湿热再结，则咳嗽复发，迁延数周或数月甚至更长时间。

湿热咳嗽有以下特点。①咳声重浊、有痰。如湿邪重则往往痰量较多，如《医学入门》所言，"湿乘肺，咳嗽声重"。②干咳无痰或痰黏难出，有的表现为痉挛性咳嗽。尤其是热重于湿的患者，可见湿热相蒸、肺气郁闭之候，切不可因干咳无痰就以阴虚论治，舌苔厚腻是辨证的关键。③咳嗽的时间。湿热咳嗽有的表现为阵咳、频咳，有的表现为晨咳，但也有的表现为昼夜均咳，如薛生白言，"湿热证，咳嗽昼夜不安，甚则喘不得眠"。④兼夹证多，可见胸闷，脘痞，咽喉不爽、或痛或痒，咽痒则咳，口干不欲饮，便溏不爽，身体困怠，纳呆，午后身热等症状，但也有患者无兼夹症状，只表现为慢性咳嗽。⑤舌质红而苔白厚腻或黄腻。在诸多症状、体征中，对于湿热辨证，舌象最为重要。

### 1. 湿热并治为大法

许老认为，对于湿热病的治疗，首当祛其湿。叶天士指出"热自湿中而出，当以湿为本治""徒清热不应""湿不去则热不除也"，强调给邪以出路，使湿热之邪由里外达或由二便而出。吴鞠通提出"徒清热则湿不退，徒祛湿则热愈炽"，说明清热与祛湿必须两面兼顾：纯予清热则热去湿存，常致湿邪冰伏难化；反之，仅以祛湿则湿虽去而热愈炽，亦于病无益。总而言之，吴氏认为湿热病治疗原则在于两治湿热，不得偏废。因此，湿热病的治疗当以祛湿为主，兼顾清热，"湿祛则热孤""渗湿于热下"，行肺气、化中焦、通利下焦并治，对于湿热咳嗽的治疗亦不例外。湿热咳嗽证以病邪闭郁肺经为主，因此其治疗重点是清热化湿、开达肺气郁闭，同时佐以宣肺止咳。

许老常用千金苇茎汤、麻杏苡甘汤及甘露消毒丹治疗湿热咳嗽。许老认为，千金苇茎汤具有清肺化痰、逐瘀排脓的功效，不仅可以治疗肺痈咳嗽，对于湿热咳嗽也有很好的疗效。薏苡仁常用生薏苡仁，可用至30～60g。生薏苡仁性偏寒凉，善于利水渗湿，可以祛湿除风、清热排脓、除痹止痛，且对小便不利、水肿、脚气和风湿疼痛等效果显著。千金苇茎汤出自《备急千金要方》，本方原为治疗热毒蕴肺、痰瘀互结之肺痈而设。陈元犀按曰："此方以湿热为主。"因此该方逐渐被应用于湿热咳嗽的治疗。吴鞠通在《温病条辨》中提出"太阴湿温喘促者，千金苇茎汤加杏仁、滑石主之"，此加减方不仅用于治疗喘促，也可用于湿热咳嗽的治疗。《吴鞠通医案》中记载："吴，三岁，五岁，八岁，三幼孩连咳数十声不止，八岁者且衄。予千金苇茎汤加苦葶苈子三钱，有二帖愈者，有三四帖愈者，第三、四帖减葶苈子之半，甚衄者加白茅根五钱。""文，四岁，幼孩呛咳，数十日不止，百药不效，用千金苇茎汤加苦葶苈子，二帖而愈。"可见千金苇茎汤具有显著的止咳作用。

麻杏苡甘汤出自《金匮要略》，主治"病者一身尽疼痛，发热，日晡所剧者"。许老认为，该方除可用于治疗风湿、关节疼痛诸症外，尚对湿热咳嗽有很好的疗效。湿热咳嗽临床以咳嗽、咳少量黏痰、咽痒、舌质红、苔腻、脉细为辨证要点，常可用本方加入蝉蜕、桔梗、前胡、芦根等治疗。方中以麻黄少许，宣肺散表，开皮毛之闭郁，上行水道，气化湿亦化，为君药。杏仁，开肺气以利气化，降气止咳；生薏苡仁健脾、渗湿。二药共为臣药。桔梗开宣肺气，祛痰利咽而止咳；藿香芳香化湿，《本草正义》言其"芳香而不嫌其猛烈，温煦而不偏于燥烈，能祛除阴霾湿邪"；黄芩清肃肺热；射干、浙贝母清热化痰，开郁散结而清利咽喉；滑石清热渗湿于下；加百部、紫菀、枇杷叶、白前等止咳化痰，共为佐使之品。诸药相合，湿去热除，咳嗽自平。

甘露消毒丹出自《温热经纬》，又名普济解毒丹，治疗湿温、疫疠之病，临床可见发热倦怠、胸闷腹胀、肢酸咽肿、斑疹身黄、颐肿口渴、溺赤便闭、吐泻疟痢、淋浊疮疡等。许老认为与三仁汤相比，该方有射干、川贝母、连翘、薄荷、黄芩等，开宣上焦湿热郁闭之力更强，若因咽喉不利，加入桔梗、牛蒡子等则更为中病。甘露消毒丹方中白蔻仁、藿香芳香化湿，滑石、木通淡渗利湿而使热无所依，黄芩、茵陈清热化湿，连翘、射干清热解毒，薄荷疏风解表。诸药合用，使湿清热化、肺气得宣而咳嗽消失。

2. 痰湿之咳，治宜理肺健脾

慢性咳嗽虽病位在肺，但脾为肺之母，"脾为生痰之源"，肺病久咳，由肺涉及脾，或脾胃本弱，健运失司，水谷聚积化湿，从阴化饮，从阳化痰。蓄于肺则为咳，蓄于脾则为嗽。痰与饮阻滞气机导致肺之宣肃功能失常，出现肺脾同病之咳嗽。故健脾即是补肺，且能杜绝痰湿水饮之源，正如《医学心悟》所言，"久咳不已，补土以生金"。脾虚痰湿咳嗽临床表现为咳嗽痰多，色白易咳，纳少，腹胀，便溏，舌淡红，苔白滑，脉滑。"其标在肺，其本在脾"，治以培土生金、燥湿化痰、肺脾同治。许老多在宣肺止咳的基础上，加陈皮、半夏、枳实、桔梗等健脾化痰药。枳实与桔梗能助杏仁宣肺止咳，陈皮、半夏取二陈汤之意理气化痰。其次，辨痰时，若痰黄或痰白浊难咳，并见舌质偏红、苔黄、脉弦滑者为热痰，可选用鱼腥草、竹茹、金银花等以清化热痰；若咳白色泡沫样痰，且痰清稀透亮、易咳者为寒痰，宜温化，则予以半夏、陈皮、细辛、射干、干姜等品。玉屏风散出自《丹溪心法》，是益气固表的经典方剂，由黄芪、白术、防风三味药组成。黄芪、白术系君臣合用，可使气旺表实，再配防风解表疏风，乃补中有散、散中有补之意。全方共收益气固表、扶正止汗、祛邪御风之效。肺脾气虚、咳嗽迁延不愈者，加入玉屏风散，常获佳效。

医案

刘某，男，51 岁。2012 年 11 月 8 日初诊。患者咳嗽、咳痰间断发作 10 年余。近 1 周因受凉后，出现气短、喘憋、动则喘甚、胸闷，咳嗽、咳黄白痰、不易咳出，乏力，面色白，纳眠可，二便调，夜间尚能平卧。舌暗红，苔黄腻，脉滑。

**中医诊断：**久咳。

**西医诊断：**慢性咳嗽。

**辨证：**肺气不足，痰热阻肺。

**治则：**宣肺止咳。

**方药：**

| 玉　竹 15g | 生黄芪 20g | 防　风 15g | 炒白术 15g |
| 百　合 20g | 麦　冬 15g | 陈　皮 15g | 法半夏 12g |
| 胆南星 12g | 枳　实 15g | 生麻黄 10g | 杏　仁 12g |
| 射　干 12g | 板蓝根 20g | 竹　茹 15g | |

复诊时，患者咳嗽、喘憋减轻，但咳痰量仍少，舌红，苔白腻，脉滑。在上方基础上加穿山龙 30g，止咳平喘。服 7 剂后患者诸症即除。

**按：**久咳患者往往本虚标实。对于老年患者急性加重时，应注重标本兼治、攻补兼施，而不宜攻伐太过，使脏腑更伤。此方为玉屏风散合温胆汤加养阴药及板蓝根，是在宣肺化痰、止咳平喘的同时应用益气、养阴等法。许老常以玉屏风散用于久咳患者。因为抵抗力低下是该病患者的共性，一有风吹草动，则邪气易入于肺，所以藩篱尤为重要。温胆汤常用于痰湿热证，症见痰液黏稠、不易咳出。对于久咳患者，许老还常用养阴药物，如百合、生地、麦冬、玉竹等，因润肺化痰也是治疗痰热证的一个方法。

## （七）下虚久嗽，治宜补肾固本

《医述》云："肺不病不咳，脾不病不久咳，肾不病不咳不喘。"可见慢性咳嗽与肺、脾、肾三脏密切相关。许老在治疗慢性咳嗽时，根据脏腑相关理论，审查五行之生克乘侮，强调辨明咳嗽之病因病机病势，明辨咳嗽的产生是由肺之病变影响到其他脏腑，还是由其他脏腑病变影响到肺。肺主气，为五脏六腑之华盖，位于上焦；肾藏精，为水脏，居于下焦。在五行中，肺属金，而肾主水，金水相生，互有影响，久咳易耗伤阴液，肺阴亏损，迁延不愈，金不生水（母病及子），久病伤肾，肾阴虚耗，可形成肺肾阴虚证。临床上可见潮热盗汗、烦躁、眠差、舌红少津、苔薄黄等阴虚热证。此时切不可大剂量使用苦寒之剂，而当以滋阴补肾降火为其正治，常选用知柏地黄丸、沙参麦冬汤及六味地黄丸加减。一身阴阳皆根于肾，阴损及阳，阴阳两虚终致肾阳耗竭，肾阳亏虚则气化不利，水湿内停，寒水犯肺，宣降失司，气逆而咳。许老在临床上观察到慢性咳嗽患者易感冒，常见腰酸腿软、怕冷、心悸、自汗、尿多、舌淡等肺肾阳虚之证。故临证时常予以仙茅、淫羊藿温补肾阳，葛根升举阳气，玉屏风散补肺。

### 医案

贾某，男，61岁。2010年12月24日初诊。患者咳嗽反复发作5年，尤以冬季气温骤变及食醋或刺激性食物时易发，发作期间反复予以抗感染、解痉等处理，但迁延难愈，每次持续2个月余。20天前患者因受凉，咳嗽再次发作，服用阿奇霉素、川贝枇杷糖浆后咳嗽未止，且逐渐加重。现咳嗽，昼夜均咳，甚至影响睡眠，偶有少量黄痰，无明显气喘，咽干口燥，五心烦热，舌质偏红，苔薄黄少津，脉细略数。无鼻炎病史。查体：轻度桶状胸，双肺未闻及干、湿啰音。胸片示：双肺野透亮度增加，双下肺纹理增多、紊乱。肺功能检查：支气管激发试验阴性。

**中医诊断：** 慢性咳嗽。

**西医诊断：** 慢性支气管炎。

**辨证：** 肝肾不足，肺热伤阴。

**治则：** 补肺益肾，滋阴清热。

**方药：**

| | | | |
|---|---|---|---|
| 生　地 20g | 山　药 12g | 生麻黄 6g | 杏　仁 12g |
| 射　干 12g | 前　胡 15g | 紫　菀 15g | 款冬花 12g |
| 浙贝母 20g | 麦　冬 15g | 黄　芩 10g | 板蓝根 20g |
| 鱼腥草 20g | 南沙参 10g | 北沙参 10g | |

复诊时，患者诉症状大减，原方加白术、薏苡仁等健脾之品，以肺脾肾同治。14 剂后转平。

> **按：** 本案病机为肝肾不足、肺热伤阴（母病及子），乃肺肾同病，治以益肾养阴、清肺止咳。许老首先予以治疗咳嗽的基本方（麻黄、杏仁、射干、前胡、紫菀、款冬花、浙贝母），考虑到患者年老，伴咽干、口燥、五心烦热，乃肺肾阴虚之象，故取六味地黄丸之意，用生地、山药补肾阴，麦冬、南沙参、北沙参滋补肺阴，使金水相生、阴液得复，又以板蓝根、鱼腥草利咽，黄芩清热。全方将局部宣肺化痰、利咽止咳与整体补肺肾之阴相结合，故药虽平淡而效如桴鼓。

## 四、临床解惑

### （一）五脏五气皆可为咳

久咳亦可由内伤引起。内伤咳嗽多为情志不遂及饮食生活习惯不良，或久病体虚而导致脾、肝、肾等脏腑功能失调，内生邪气上干于肺所致。内伤咳嗽无论由何脏及肺而作咳，治时仍要治肺、顺肺气。《景岳全书·咳嗽》云："内伤之咳，先因伤脏，故必由脏以及肺……肾为元精之本，肺为元气之主……五脏之精分受伤则病必自下而上，由肾由脾以及于肺，肺肾俱病，则他脏不免矣。"由此可见，虽内伤咳嗽病因在他脏，但肺脏功能失调仍是咳嗽重要病机，否则肺气不上逆就不能发为咳。故治疗时除了治他脏病外仍要注意治肺、调肺之气机。

《素问·阴阳应象大论》曰："人有五脏化五气，以生喜怒悲忧恐。"《素问·举痛论》曰："百病生于气也，怒则气上，喜则气缓，悲则气消，恐则气下……惊则气乱……思则气结。"尤乘在《养生说》中提到，调节七情以养气，就可直接对脏腑进行保养。因为情志的种类与五行、五脏相配，正如《素问·阴阳应象大论》所说的肝"在志为怒"，心"在志为喜"，脾"在志为思"，肺"在志为忧"，肾"在志为恐"。

脾为气血生化之源，肺的津气依靠脾运化生成的水谷精微提供。如果脾气亏虚，气血生化不足，常引起肺津气不足。如脾病及肺而咳者，多为脾不健运，而生痰湿，痰随气而上干于肺。因痰为阴邪，易阻碍气机使肺气运行不畅上逆为咳。同时，因肺通调水道，如肺气不畅也会使津液不能布达而更生痰湿。故五脏皆能生痰，非独脾也。肺也不仅为贮痰之器，也可为生痰之脏，所以治咳祛痰时应在健脾化痰基础上加上行肺化痰之品，以绝痰之源，恢复肺的气机。正如《医学正传》所说："欲治咳嗽，则当以治痰为先，治痰者必以顺气为主。"

肝肺生理密切相关，肝属木，木气以升发调达为畅；肺属金，金气以肃降通调为畅。升降相因，气机正常，出入均衡，呼吸平稳；反之则肺气不展，宣肃无权而咳。肝病及肺，肝的疏泄失常，可影响肺气的肃降，使肺气痹阻。肝病累及肺，可导致肺之功能失常。肝病及肺而咳者，多为肝气郁结化火，火上炎犯肺，灼津为痰，阻碍肺的宣降而咳。因肝火犯肺则必伤肺津，使肺气亦热，故治疗时，除疏肝解郁外也得治肺，如清肺之热，补肺之津，化已生之痰，行已郁之肺气。小儿为稚阴稚阳之体，脏腑娇嫩，形气未充，"肺常不足"，肺主一身之气，若肺脏娇嫩，则卫外不固，而易为外邪所侵，容易罹患感冒、咳嗽等；"肝常有余"，肝主疏泄，具有升发疏泄全身气机的功能，肝的疏泄功能正常，则气的运动疏散通畅，脏腑器官的功能活动也能正常和调，若肝失疏泄，影响肺的宣发肃降功能，则会引起咳嗽。肝肺同治，使肝之升发与肺之肃降互相制约与协调，则人体气机升降正常，咳嗽自止。

肾病及肺、肾阳不足时，气化不行，水液泛滥，亦可影响肺的宣发肃降功能。如肾病及肺而咳者，多为肾虚之劳咳。肾阳虚而不制水，则寒水必上犯心而悸，犯肺而咳、喘。且肾为元阳，元阳不足则肺阳亦不足，故自生寒痰。此治就应补其阳，可用肉桂、附子、杜仲等补肾阳，用细辛、干姜、五味子温肺化饮，肺肾同治。肾阴不足则阴虚生内热，热伤肺阴而咳，治应以壮水滋阴为主，可用左归饮或左归丸补肾阴，同时加人参、麦冬、百合、诃子补肺、固肺之气阴。肾气不足则子盗母气，肺气虚而咳，治应补肾肺之气，可用生黄芪、黄精、西洋参等。

内伤咳嗽是由脏腑功能失调引起，可由肺脏自病或是他脏病变涉及肺而成，《黄帝内经》提出"五脏六腑皆令人咳，非独肺也"，并分别以五脏命名咳嗽：心咳、肝咳、脾咳、肺咳、肾咳。

许老认为，治疗咳嗽虽不能机械地套用古人的五脏咳，但在治疗内伤咳嗽时，必须先辨脏腑，再在此基础上辨虚实。

1. 肺咳

许老认为，肺咳有寒热、虚实之分。临床上最为常见的是肺实热之咳嗽、肺阴虚之咳嗽。除此之外，还有肺气阴两虚之咳嗽和肺虚寒之咳嗽。

（1）肺实热之咳嗽。病机为痰热壅肺，临床表现为咳嗽、痰黄黏稠、身热面赤、胸闷、口干苦、舌红、苔黄腻、脉滑数。临床治疗以清肺化痰为法。方用泻白散和清金化痰丸加味。处方：黄芩12g、桑白皮15g、地骨皮15g、葶苈子12g、瓜蒌15g、清半夏12g、浙贝母12g、枳壳12g、桔梗15g、杏仁12g、紫菀12g、甘草12g。若肺内热毒炽盛者，可酌情加用鱼腥草30g、蒲公英15g，以加强清热解毒之功。

（2）肺阴虚之咳嗽。多见肺病后邪热已退，但阴津已伤，虚热内灼，临床表现为干咳、痰少黏白或痰中带血、口干咽燥或午后潮热、手足心热、夜寐盗汗、舌质红、苔薄少津、脉细数。治疗以滋阴润肺、止咳化痰为法。方用沙参麦冬汤加味。处方：沙参15g、麦冬15g、玉竹12g、桑叶12g、天花粉12g、白扁豆12g、百合15g、百部15g、川贝母12g、紫菀15g、杏仁12g、甘草6g。余热未尽者，可酌情加用桑白皮、地骨皮、知母等，以清肺降火。

（3）肺气阴两虚之咳嗽。多见于慢性阻塞性肺疾病久咳久喘、气阴亏损者，也见于肺结核后期而久咳者。治以益气养阴，滋补收敛。方用生脉饮加味。处方：太子参15g、麦冬15g、甘草10g、知母12g、阿胶10g、地骨皮12g、桑白皮12g、杏仁10g、乌梅10g、五味子10g、山药20g等。

（4）肺虚寒之咳嗽。由于地理环境的差异，此型咳嗽在南方地区较为少见，但在西北及中原地区较为多见，尤其多见于慢性阻塞性肺疾病患者。其特点为平素痰多气喘，入冬即发作加重，咳嗽、咳痰清稀，伴气短乏力，时有畏寒，舌淡，苔润。方用苓甘五味姜辛汤加味。处方：茯苓20g、甘草10g、干姜10g、细辛3g、五味子10g、党参12g。可酌情加用桂枝10g、杏仁10g、厚朴12g、半夏12g等。

2. 脾咳

"脾为生痰之源，肺为贮痰之器"。若饮食不当或过食肥甘厚味，导致脾失健运，痰湿内生，上干于肺，或素体脾虚，脾失健运，水谷精微聚而生痰，上贮于肺，则引起咳嗽。因此，许老认为脾咳可分为痰湿壅肺咳嗽和脾虚咳嗽两种。

（1）痰湿壅肺咳嗽。临床表现为咳嗽、痰多色白易出、胸闷呕恶或伴纳差、便溏腹胀、舌苔白厚腻、脉缓或濡。治疗以健脾化湿、止咳化痰为法，方用二陈汤加味。若痰湿蕴结化热，则变为痰热壅肺，此时治疗则以清热化痰、健脾化湿为法，方用温胆汤加味。处方：胆南星10g、半夏12g、橘红12g、枳实10g、黄芩10g、桑白皮12g、鱼腥草20g、云苓15g、杏仁10g、前胡12g、竹茹12g、甘草6g。

（2）脾虚咳嗽。多见于慢性阻塞性肺疾病迁延期或缓解期，患者咳嗽程度多较轻，痰白量多易出、口不干、纳差、腹胀、倦怠乏力、便溏、舌淡、苔白、脉濡或缓。此期治疗则以健脾和胃、化痰止咳为法，方以六君子汤加味。处方：党参12g、白术12g、云苓15g、陈皮10g、甘草6g、防风12g、薏苡仁10g、瓜蒌皮12g、杏仁10g、紫菀15g。

3. 肝咳

许老认为，肝咳是临床常见的一种咳嗽，患者素有慢性肺病，每因情绪因素而复发，导致肝郁化火，上逆犯肺。临床表现为咳嗽阵作，面赤，咽干口苦，痰黏滞于咽喉、咳之难出，胸胁胀满、咳时引痛，舌红，苔黄少津，脉弦数。此型治以清肺平肝、顺气降火，方用逍遥散、黛蛤散合泻白散化裁。处方：青黛 10g、蛤壳 12g、桑白皮 12g、地骨皮 12g、柴胡 12g、栀子 12g、丹皮 12g、桔梗 12g、陈皮 12g、竹茹 12g、瓜蒌 15g、甘草 6g。可酌情加用郁金、黄芩等，以加强疏肝清肺之功。

### 4. 心咳

《素问·咳论》曰："心咳之状，咳则心痛，喉中介介如梗状。"《三因极一病证方论》指出："喜伤心者，咳而喉中介介如肿状，甚则咽肿喉痹，名为心咳。"许老认为，肺与心居上焦，若心火亢旺，则可灼伤肺金而引起咳嗽。古代医籍对心咳的记载很多，内容也不一致，但许老认为，心咳相当于慢性咽炎合并气管炎、支气管炎，其特征为咳嗽，痰少而黏、不易咳出，咽喉疼痛或干涩不爽、口渴，心烦不安，舌红，苔黄或少苔，脉弦。治以清心火、泄肺热，佐以养阴润燥。处方：黄芩 12g、栀子 10g、丹皮 10g、生地 15g、云苓 15g、桔梗 15g、射干 12g、川贝母 10g、前胡 15g、麦冬 15g、玉竹 12g、杏仁 10g、紫菀 12g 等。

### 5. 肾咳

"肺为气之主，肾为气之根"。肾主纳气，与肺共司呼吸。如肾气虚，失于摄纳，则出现咳嗽，喘促、气短不足以续，痰清稀，形寒肢冷，舌淡、舌体胖大，苔白，脉沉细弱。此多见于久咳久喘患者，治以补肾纳气为法。方用金匮肾气丸、参蛤散化裁。肾阴不足，常见五心烦热、痰黏难咳、腰酸膝软者，可用六味地黄丸加减。处方：生地 20g、山药 15g、麻黄 10g、杏仁 10g、射干 10g、前胡 15g、紫菀 15g、款冬花 15g、浙贝母 15g、麦冬 15g、南沙参 20g、北沙参 20g。

许老认为，尽管内伤咳嗽分五脏论治，但临床之时，我们不能拘泥于五脏的界限，要灵活运用，掌握其精神实质，即要以脏腑为纲，以虚实为目，明辨脏腑虚实。

### 医案

方某，女，45 岁。2011 年 10 月 19 日初诊。患者 3 个月前受凉后出现咳嗽、咳痰，间断服用中成药治疗，未见明显变化。1 周前咳嗽加重，影响夜间睡眠，咳嗽声重，咽痒，咳痰稀薄色白、易出，流清涕，鼻塞，头痛，周身酸痛，大便可。舌淡红，苔薄白，脉浮紧。

**中医诊断：** 久咳。

**西医诊断：** 慢性咳嗽。

**辨证：** 风寒恋肺。

**治则：** 疏风止咳。

**方药：** 止嗽散加减。

| | | | |
|---|---|---|---|
| 荆　芥 12g | 陈　皮 12g | 桔　梗 10g | 炙甘草 6g |
| 百　部 15g | 紫　菀 15g | 白　前 10g | 牛蒡子 15g |
| 辛　夷 6g | 枇杷叶 15g | 板蓝根 20g | 北沙参 15g |

复诊时，患者咳嗽较前减轻，痰少，无周身酸痛，偶有头晕，咽部仍有痒痛，大便偏干，口干多饮，纳、眠可。舌淡红，苔薄白，脉弦。患者症状减轻，在上方基础上加北沙参15g，继服7剂，后病愈。

> **按：** 此例患者属慢性咳嗽，用五脏咳嗽论治很难将其定义归类。"肺喜润而恶燥"，易受外邪而伤津，肺体失润，痰液无以化生，而出现干咳、咽痒等症状。患者咳嗽日久，现下咳嗽声重，咽痒，鼻塞，头痛，流涕，表证仍在，有是证，用是方，故用止嗽散发散。方中荆芥用至12g，并加入辛夷通鼻窍，加牛蒡子15g利咽喉，效果显著。后患者复诊，诉口干多饮，故加用养阴之品。

### （二）燥热伤阴致干咳

久咳患者往往以干咳者为多，因肺为娇脏，不耐寒热，喜润恶燥，外邪伤肺，化热伤津，或燥热犯肺，皆可使肺气失宣而出现咳嗽。久咳易化燥伤损肺阴，耗伤肺气，肺之气阴受伤，则宣肃功能难复而致咳嗽难愈。《证治汇补》言："气动火炎，久咳无痰。"《景岳全书》云："肺苦于燥，肺燥则痒，痒则咳不能已也。"许老认为久咳多燥多热，邪气留恋于肺，外邪化热入里，伤津炼液为痰；燥热伤肺，肺津受损，肺失其清肃润降之常，而出现干咳无痰或痰少而黏、咽喉干燥、口渴鼻燥等症。燥热伤阴，则痰黏难咳，故患者多以剧烈干咳为主，咳出少量黏痰液后，症状稍缓，因此燥热伤阴是其重要的病机。正如《景岳全书·咳嗽》言："外感之邪多有余，若实中有虚，则宜兼补以散之。内伤之病多不足，若虚中夹实，亦当兼清以润之。"许老针对以干咳无痰、咽喉干燥、口干欲饮等阴虚症状为主者，常加入生地、玉竹、百合、麦冬、南沙参、北沙参等养阴润肺之品；当出现阴虚生内热之象时，则酌情加金银花、黄芩等清热化痰药；痰难咳出者，常加入浙贝母、瓜蒌等清热润肺化痰之品。中医学认为，肺开窍于鼻，喉通于气道，与肺相连，为肺之所属，故肺、气道、喉、鼻共同构成"肺系"，以维持人体正常的呼吸生理功能。慢性咳嗽多见咽干、咽燥、咽痒等症状。许老认为燥邪（外来燥热之邪与久咳伤阴化燥）为咽部症状的根本病因，"喉为肺之门户"，喉主通气与发声的功能均依赖于肺气的作用。外邪犯肺或邪热壅肺，肺的宣降功能失常致咽喉不利而见咽喉肿痛，音声重浊或失音，是为"金实不鸣"；肺阴亏虚致咽喉不利而见暗哑是为"金破不鸣"。"肺喜润而恶燥"，易受外邪而伤津，使肺体失润，痰液无以化生，而出现干咳、咽痒等症状。故在临证中许老非常注重应用养阴润肺法，同时加用板蓝根、桔梗、牛蒡子等清热利咽之品。阴虚者常合用养阴清肺汤以清热润肺利咽，滋养阴液，清肺解毒。方中生地养肾阴，麦冬养肺阴，玄参养阴增液，并可清热解毒，三者配伍，养阴清热之功益显；丹皮凉血而消肿；贝母润肺止咳，清热化痰；薄荷辛凉疏解，散邪利咽；白芍敛阴和营泄热；甘草解毒，调和诸药。诸药合用，共奏养阴清肺之功。

### （三）脾不伤不久咳

《杂病源流犀烛》提出："肺不伤不咳，脾不伤不久咳，肾不伤火不炽，咳不甚。"许老认为患者饮食不调，过食肥甘，起居不慎，寒温失宜，使脾虚失运，土不生金，肺卫不固，痰饮内生，而出现自汗、怕风，平素易感，遇冷则咳嗽不止，"稍有风吹草动"，如气温变化、闻及异味便喷嚏连作、咳嗽复发，此即西医学所谓"气道高反应性"，当属肺脾气虚、卫外不固之候，因此健脾补肺是治疗慢性咳嗽（包括久咳）的一个重要治法，可加玉屏风散益气固表，增强人体卫外功能。

许老极为重视玉屏风散的应用，称本方可以减少感冒次数，以及哮喘和慢性支气管炎的急性发作次数，应用于久咳较为合适。许老常用生黄芪20g、白术12g、防风15g。许老应用本方时防风常用15g，强调祛邪务尽，邪去则正安。《成方便读》云："大凡表虚不能卫外者，皆当先建立中气，故以白术之补脾建中者为君，以脾旺则四脏之气皆得受荫，表自固而邪不干；而复以黄芪固表益卫，得防风之善行善走者，相畏相使，其功益彰，则黄芪自不虑其固邪，防风亦不虑其散表。此散中寓补，补内兼疏，顾名思义之妙，实后学所不及耳。"方中黄芪益气固表止汗为君；白术补气健脾为臣；佐以防风走表而散风邪，合黄芪、白术以益气祛邪。且黄芪得防风，固表而不致留邪；防风得黄芪，祛邪而不伤正，有补中寓疏、散中寓补之意。对于身体疲乏、面色无华、脘痞便溏之脾虚症状明显者，许老多以此方合用异功散。脾为肺之母，主运化水湿，脾气虚则痰饮内生，土不生金，故常常咳嗽不止，经久不愈。许老以异功散理气健脾补虚，是补土生金之法也。异功散别名五味异功散，出自《小儿药证直诀》，主要功效为益气补中、理气健脾。

### 医案

钱某，男，48岁。2011年2月23日初诊。患者鼻炎病史20余年，平素体虚易感。患者3个月前感冒受凉后出现咳嗽，后咳嗽间断发作，每遇受凉或闻到刺激性气味后症状加重，夜间尤甚，甚至彻夜咳嗽，不能平卧，影响睡眠，曾在外院查血常规、X线胸片均未见异常，服用止咳糖浆、复方甘草片，静脉滴注头孢菌素及喹诺酮类等多种抗生素治疗，效果不佳，症状时轻时重，遂求诊于中医。现咽干、咽痒，咳嗽，咳少量白痰，且不易出，夜间平卧时咳嗽加重，咳嗽剧烈时伴有呕逆，影响睡眠，易汗出，晨起喷嚏，有清涕，纳食可，二便调。舌淡、边有齿痕，苔薄白，脉弦细。在西苑医院行支气管激发试验检查，结果为阳性。

**中医诊断：**久咳。

**西医诊断：**咳嗽变异性哮喘。

**辨证：**肺脾两虚，痰湿内蕴。

**治则：**宣肺止咳，益气固表。

**方药：**止咳方合玉屏风散。

| 生黄芪 20g | 防　风 15g | 炒白术 12g | 生　地 15g |
| 百　合 15g | 麻　黄 10g | 杏　仁 10g | 前　胡 15g |
| 紫　菀 15g | 款冬花 15g | 浙贝母 20g | 板蓝根 20g |

患者诉服上方 3 剂后咳嗽较前明显减轻，咽干、咽痒症状缓解，夜间可安静入睡，睡前偶有咳嗽，白天闻到异味后仍有咳嗽，自觉口干渴。上方加天冬 12g、麦冬 12g，再服 7 剂。未再来诊，后电话随访，患者诉基本不咳，病已告痊。

> **按：** 本案患者素有鼻炎，平素体虚易感，为肺气虚、卫表不固体质。体虚则自汗，虚人易感受外邪，外邪犯肺，肺气上逆而咳嗽不止，而患者体质虚弱，外邪反复侵犯，留恋于肺，致久咳不止。许老治疗久咳时尤其重视健脾补肺，正所谓"肺不伤不咳，脾不伤不久咳"，故用玉屏风散益气固表止汗。配合止咳方，用麻黄、杏仁疏风宣肺；前胡、紫菀、款冬花、浙贝母润肺止咳；因患者咽干、咽痒，咳痰少不易出，故加百合、生地养阴润肺，板蓝根解毒利咽。
>
> 慢性咳嗽与肺、脾、肾三脏关系密切。许老在治疗慢性咳嗽时，根据脏腑相关理论，审查五行之生克乘侮，强调辨明咳嗽之病因、病机、病势，明辨咳嗽的产生是由肺之病变影响到其他脏腑，还是由其他脏腑病变影响到肺。肺主气，为五脏六腑之华盖，位于上焦；肾藏精，为水脏，居于下焦。在五行中，肺属金，而肾主水，金水相生，互有影响。久咳易耗伤阴液，肺阴亏损，迁延不愈，金不生水，"母病及子"，久病伤肾，肾阴虚耗，可形成肺肾阴虚证。临床上可见潮热、盗汗、烦躁、眠差、舌红少津、苔薄黄等阴虚热证，此时切不可大剂量使用苦寒之剂，而当以滋阴补肾降火为其正治，常选用知柏地黄丸、沙参麦冬汤及六味地黄丸加减。一身阴阳皆根于肾，阴损及阳，阴阳两虚，终致肾阳耗竭。肾阳亏虚，气化不利，水湿内停，寒水犯肺，宣降失司，气逆而咳。许老在临床上观察到慢性咳嗽患者亦常见易感冒、腰酸腿软、怕冷、心悸、自汗、尿多、舌淡等肺肾阳虚之证，故临证时常予以仙茅、淫羊藿温补肾阳，葛根升举阳气，玉屏风散益气固卫。